献给中国的年轻牙医朋友们

医师是需要宣誓才能从事的职业，

换言之，非道德优良者不可为。

秦博士与你分享
全科牙医的专业价值和优雅人生——

全科牙医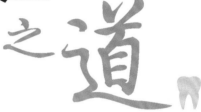之道

秦伟光　著

人民卫生出版社

图书在版编目（CIP）数据

全科牙医之道/秦伟光著.—北京：人民卫生出版社，2014
ISBN 978-7-117-20134-6

Ⅰ.①全…　Ⅱ.①秦…　Ⅲ.①口腔科学 – 基本知识
Ⅳ.①R78

中国版本图书馆 CIP 数据核字（2014）第 305064 号

人卫社官网　**www.pmph.com**	出版物查询，在线购书	
人卫医学网　**www.ipmph.com**	医学考试辅导，医学数据库服务，医学教育资源，大众健康资讯	

全科牙医之道

著　　者：秦伟光
出版发行：人民卫生出版社（中继线 010-59780011）
地　　址：北京市朝阳区潘家园南里 19 号
邮　　编：100021
E - mail：pmph @ pmph.com
购书热线：010-59787592　010-59787584　010-65264830
印　　刷：北京盛通印刷股份有限公司
经　　销：新华书店
开　　本：889×1194　1/32　印张：6.5
字　　数：151 千字
版　　次：2015 年 1 月第 1 版　2017 年 2 月第 1 版第 2 次印刷
标准书号：ISBN 978-7-117-20134-6/R·20135
定　　价：60.00 元

打击盗版举报电话：010-59787491　E-mail：WQ @ pmph.com
（凡属印装质量问题请与本社市场营销中心联系退换）

代序：
师恩难忘

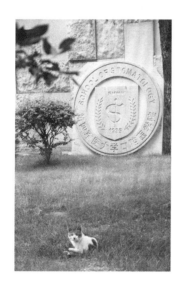

《口腔医师》杂志在广州创刊，编辑部示意我做一个专栏，诚恐诚惶之中，我拟了一个专栏名——就叫"牙医随笔"吧。牙医者，我也，随手笔录牙医在工作和生活中的片段，随感随记，愿博同行们一乐。从何写起呢，是从我多年来行万里路、读万卷书的旅行见闻说起，还是从日常诊疗工作中与患者的情感交流聊起，踌躇之间，不觉截稿期限日近，不免有些着急。

我是怎么成为一名牙医的？在整理一堆今年夏天旅行的照片时，突然间有这样的念头在脑海中闪过。一张照片中的我站在阔别了 20 多年的母校第四军医大学的大门前，大门内的林荫大道还是那样深邃和安宁。我不就是从这扇宽阔的大门走出来，走向一名医师的执业之路的吗?

今年是我大学入学 30 周年。还在早春时节,散落在国内外各地的同学们就通过电话和邮件联络,商讨着组织同学们回母校参加纪念活动。八月初的吉日,我和同学们相约而行,像阔别亲人的游子回归。

久别了的西安,那座记忆中总是西风漫卷、黄土飞扬的豪迈古城,别来无恙吗?我们在母校的校园里种下的小树,是否已经长大成才?时常会在梦里相见的老师们啊,但愿您们健硕依然!

校园早已面貌一新。中轴线上的新教学大楼俯瞰着前苏联式样的旧教学楼,小礼堂早已被科学会堂所取代,往日晨练的运动场围起了高大的看台。唯有往日的学生宿舍还有学弟学妹们住着。通往宿舍的大道旁,曾和我同住一层楼,共用一个洗漱间的同学和战友张华烈士的塑像正凝望着岁月的变迁,温柔的眼神中饱含着对母校的眷恋和对后来者的期许。

我们曾经做过实习医师的大学附属口腔医院旧址已经改建成口腔医学院的教学楼。楼前的绿地竖立着很多石柱,上面镌刻着口腔系的发展历程,这里被称为口腔医院的"碑林"。在一片绿油油的草地上,一棵挺拔的松树前,有一只可爱的猫,似乎守候着什么。校友告诉我,有一位已经仙逝的老教授,留下遗嘱将他的骨灰撒在这片他曾经工作了一辈子的校园的青草丛中。自从那时起,就有一只可爱的猫咪,时常来这里流连,仿佛是在陪伴这位令人敬仰的老人。我们不由得肃然起敬!

那天，我们79年级的同学们邀请所有教过我们的老师一起聚餐，以此作为我们的谢师宴。面向多已显露老态但表情祥和的老师们，我们不约而同地向他们深深鞠躬，以此表达我们藏于内心的衷心感谢和敬意。席间，我们又一次幸福地成为学生，向老师们讨教和汇报我们在行医过程中的酸甜苦辣，畅谈未来的抱负。

校方特地为我们打开了院史馆，也是国内首家口腔医学博物馆的大门。中国的第一代牙医陈华教授的塑像竖立在门旁，"厚德敬业，止于至善"这八个大字的院训由著名书法家舒同先生书写，醒目地镶嵌在正面的墙壁上。口腔医学院的前身是当年南京的牙医专科学校，时任中央大学校长的蒋介石先生兼任过这所学校的第五任校长。学校创始人之一的陈华教授40年代从美国带回国的一批口腔医疗器械和器材陈列在展馆之中，和其他很多展品一起展示着现代口腔医学科学在中国不足百年历史的艰辛岁月和飞速发展。墙上一幅幅老师们微笑着的照片，接受着我们敬仰的目光。先辈们对人生的从容态度，对医疗事业的热爱和一丝不苟的敬业精神，必能在我们的执业生涯中，坚定我们的行医理念，让我们坚守内心的一方净土，做一个具有良好医疗道德和严守专业操守的医师。

"师恩难忘。"——离开母校的时候，我在院史陈列馆的留言簿上代表所有同学这样写道。

写于2009年秋

全科牙医之道

目录

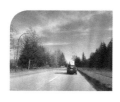

第 1 部分

如果你是患者,你希望你的医师仅仅是一名医者,还是一位朋友? / 1

1. 我们是全科牙医 / 2

2. 找准自己的位置 / 4

3. 西方的牙医是怎样炼成的? / 7

4. 社区是牙医的用武之地 / 9

5. 波士顿的故事 / 11

6. 牙医诊所可以多过便利店 / 13

7. 诊所也分星级 / 15

8. 牙科诊所的门槛——初诊金 / 17

9. 牙医是口腔健康规划师 / 20

10. 牙医是社会工作者 / 22

11. 拜托,我们是牙医! / 24

12. 你可以改变患者的人生 / 27

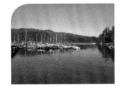

第 2 部分

初诊咨询就是医患情感交流的开始 / 31

13. 少一间诊疗室,多一间咨询室 / 32
14. 你做好见患者的准备了吗? / 34
15. 初诊是需要时间的 / 36
16. 接诊从赞美开始 / 38
17. 为患者的病痛 feel sorry / 40
18. 患者的无知是医师的错 / 42
19. 牙科预防保健和治疗建议书 / 44
20. 初诊不治疗原则,除非急诊 / 46
21. 让患者自己作决定 / 48
22. 治疗后的叮咛 / 50
23. 及时介绍专家 / 52

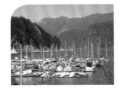

第 3 部分

多学科综合规划,预防保健优先,集中高效优质治疗 / 55

24. 像内科医师那样采集病史 / 56

25. 初诊怎样做检查? / 58

26. 洁牙的妙用 / 60

27. 保存和拔除之间 / 62

28. 根管治疗即刻根充技术 / 64

29. 把根留住! ——桩核技术 / 67

30. 深入浅出——深洁治,浅龈袋 / 69

31. 众志成城——牙周夹板 / 71

32. 临时修复并非临时 / 73

33. 全科牙医都是儿童牙医 / 76

34. 种植治疗有我们的份 / 78

35. 我们也有老的那一天——

8020 运动 / 81

36. 美容修复要谨而慎之 / 83

37. 牙医也是摄影师 / 86

38. 品质是牙医的生命 / 89

39. 别忘了除了你之外还有专科医师 / 91

40. 定期急救演练 / 93

41. 全科牙医并非万金油 / 95

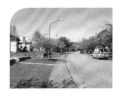

第4部分

像经营人生一样经营自己的牙科医疗
事业 / 99

42. 牙科诊所是一门道德生意 / 100

43. 如何让患者视你为朋友 / 102

44. 医助治疗前 5 分钟讨论 / 104

45. 牙医需要团队的合作 / 106

46. 善待员工就是善待自己 / 109

47. 比患者守时 / 111

48. 能够沟通的技工中心 / 113

49. 数字化牙科诊所 / 115

50. 私立牙科定价原则 / 117

51. 不要做讲价高手 / 121

52. 病历不仅记录病情,也是市场
    问卷 / 123

53. 牙科医疗保险和牙科计划 / 125

54. 患者有知情权 / 127

55. 超级全科牙医 / 129

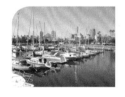

第 5 部分

成为牙医就注定苦辣酸甜伴你一生 / 133

56. 星期四现象 / 134

57. 医师会积极分子 / 135

58. 中国的牙医为何纠结? / 137

59. 当心一不小心医师变成医商 / 139

60. 牙医都是艺术家 / 141

61. 牙医,应该以你自己为荣 / 143

62. 中国牙医,你的名字叫幸运 / 145

63. 有所为,有所不为 / 147

附录 1

牙医之道——漫谈家庭牙医及医患情感交流 / 149

附录 2

一例重度牙周病缺牙后多学科综合治疗和修复病例详解 / 165

病例涉及学科:牙体牙髓、牙周、修复、种植

代跋:

做一个快乐的牙医 / 188

后记 / 191

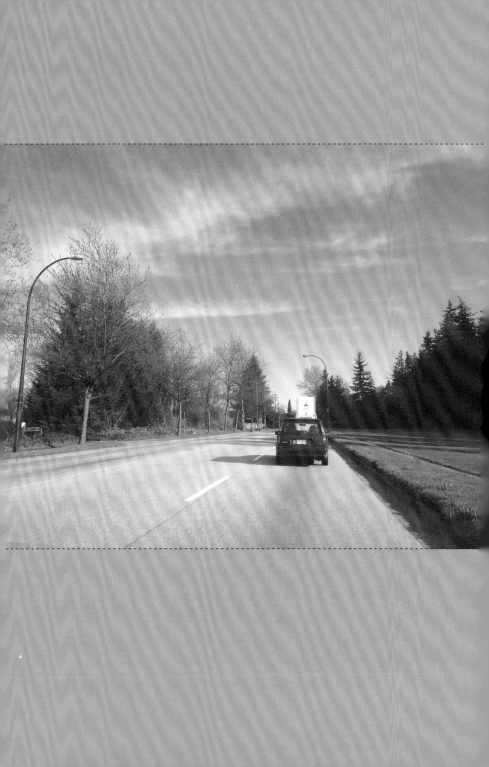

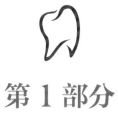

第 1 部分

如果你是患者，你希望你的医师仅仅是一名医者，还是一位朋友？

1. 我们是全科牙医

我们是谁？我们是一群牙科医师啊，难道这还要问。是的，我们是牙医，是具有国家执业医师资格证书的专业医务工作者。假如我再问：你是一名全科牙医吗？对这样的问题，如果你问的对象是欧美牙科界的同行，大概会得到90%以上的肯定回答。可是，如果你是对国内的同行提出相同的问题，得到肯定回答的比例可能远远低于50%。甚至会有诸如"什么是全科牙医？""我在口腔医院（口腔科）工作，我算是全科牙医吗？"这样一些茫然的反问。

这是一个在不同社会体制下形成的不同医疗服务体系的奇怪现象。在西方社会，不论医科还是牙科，大部分从医学院校毕业，经过国家考试后获得行医资格的医师从事全科医疗服务工作，被称为全科医师（内外科）和全科牙医。他们中的绝大部分面向社区自行开业，服务于基层，担负着宣教卫生常识、预防保健、全科治疗甚至心理咨询以及其他社会工作。他们均有较为稳定的患者群，患者多以家庭为单位，形成长期的医患关系，彼此不但熟悉，而且多已建立沉厚的友谊。因此，国外的全科医师又多被称为家庭医师或家庭牙医。举一个简单的例子就能清楚西方牙医和患者的关系。假如一个人要出国旅行，需要一个相熟的担保人在护照申请书上签字，大概70%以上的人会请家庭医师或家庭牙医代劳。由此可见全科医师(牙医)和患者之间关系的紧密程度。全科牙医通过长期服务于较为固定的患者群,彼此相处相知,对患者及其家庭成员的口腔健康状况了如指掌,适时提出建议和给予处置,与患者形成彼此依存的紧密医患关系。

反观我国,尤其是新中国成立后医疗公有化后的医疗体制,医院大型化专科化,医师不论资历,均在医院工作,且专业分工过于分明,这在当年特定的历史背景下有其必要性和优越性。但是改革开放以来,以前那种大而专的医疗服务体系已经难以适应医疗市场的需要变化和满足社会不同阶层的不同要求。正如媒体时常报道的那样,患者从各地赶往大医院(如口腔医院)就诊,需要忍耐人满为患和漫长等待,甚至时常有一大早赶到医院却一号难求的情况出现,在老百姓心目中留下看病难的恶劣印象。即便好不容易挂上号,也是被简单分流到各个专科候诊。患者常常在得到一部分治疗后又被转到另一个科室,在不同的科室之间疲于奔命。医师在诊室等着患者上门,"有求必应"地为患者提供自己专业内的治疗,常常只了解单一病情而非患者的整体口腔状况和综合需要。经常见到病历上记满各种治疗过程,而没有完整的综合治疗方案,预防保健更是无从谈起。这样对于患者来说,很多口内的病情和疑惑不知道向哪一位医师去做咨询。更不可能有相熟的医师可以时常访问像朋友那样随时得到全面的解惑释疑。结果,原本冠以公益之名的公立医疗服务,却成了"付钱看病"的商业关系,医患关系只可能渐行渐远。

随着中国经济快速成长,社会形态正发生着深刻的变化。越来越多的人期待生活得更加健康和时尚,国际流行的医疗保健理念也已逐渐成为很多国人的共识。这使得陈旧的医疗服务体系已经难以满足相当一部分国民的需求,正日益受到社会舆论的批评。在这样的背景下,医疗改革势在必行,医疗社区化和服务多元化已成不可逆转的潮流。牙科医疗服务因其规模小、布点广的特点,率先成为医疗改革的先行者。短短十多年的时间,由牙医自主执业、面向社区、定位清晰的民营诊所应运而生,已成燎原之势。由此引发原本服务于公立医院的牙医们大量"下海"开业,变身全科牙医,逐渐成为社区医疗服务工作的中坚力量。这使得患者们有了更多的选择机会,可以就近选择自己熟悉了解的医疗机构和医师,体验更加人性化的诊疗服务。

2. 找准自己的位置

经济大潮澎湃汹涌的中国,各行各业的人们都在上下沉浮中找寻自己的位置。医师如果对自身以及所服务的对象没有正确的定位(包括自身的社会定位和专业定位,以及服务对象的定位),就难以在现今日益商业化,热衷于追逐利益的时代摆正行医的心态,坚守医师的职业道德和专业操守。在职业生涯中不断挑战疑难疾患,努力为患者的健康做出奉献是牙医的职业使然;而在生活中,我们可能只是一个普通的父亲或母亲,可能是一个儿子或女儿,也有七情六欲,必然会受到社会上各种思潮的影响,也会感叹没有能力拥有豪宅靓车,无法时常携家人出国旅行,如此种种,也会使得我们有情绪低落的时候。但是,我们作为一名医师,自从我们担当起医疗服务这样一份特殊的工作那一刻起,我们都曾宣过誓,我们将毕生忠实于这份救死扶伤的崇高事业。我们不但要医治患者生理上的病痛,同时也要给予患者心理上的安慰和消除他们的恐惧不安。我们应该是一盏闪亮在患者心头的明灯,是患者心中的希望。因此,我们有理由为我们辛勤的工作、为我们肩负的使命、为我们为之毕生奋斗的高尚职业感到骄傲和自豪。虽然我们从跨入医学院大门那一天起就深知我们的工作对象就是广大人民群众,但同时我们都是接受过严格训练的专业人士,从事着医患一对一的诊疗工作,这就决定了我们无法为所有人提供服务。既然我们的服务对象是有限的,那么,根据我们专业背景和自身的定位,我们多是为社区的某一群人服务。

虽然现代牙科医疗服务在中国还不到百年的历史,但是我们的前辈们为我国的广大民众的口腔医疗保健做出了卓越的贡献。他们为广大患者解决了无数的牙科疾患,并为牙科医疗界的发展和建立全面的教学和医疗体系付出了辛勤的劳动,并且取得了巨大的成就。但是,比之西方国家数百年的现代牙科医疗服务,我国的牙科医疗服务尚未形成自己清晰的行业标准和执业规则。我们仍然处于行业的变革时期,处于不断发展的成长时期。很多国外早已经形成共识的理念和规则,在国内还在被热烈的讨论之中。比如西方牙医中的大多数,一旦投身医疗界,谁都会将自己清晰地定位成提供社区医疗服务的一员,并且为此做好了行医的准备,进入社区成为一名合格的全科牙医(即家庭牙医),开始自己职业生涯的事业。同时,他们会根据自身的实际能力,来定位自己所服务的患者人群。

我曾在西方国家留学和工作多年，接触过大量西方国家的同行们。他们都对自己的社会定位明确，没有人会期待自己成为富豪，不会将自己的诊所扩大到医院的规模，更没有人会期待自己的诊所上市。他们对自己作为一名医师的经济地位都有着清晰的认识，他们仅仅是社会中产阶级（层）中偏上的群体。但是同时他们对自己有着高度的自尊和自爱，并努力以优良的专业医疗服务来赢得患者、社区，乃至社会的普遍尊重。他们在工作之余，常出任社区或社团的公职，不仅是一名医疗专业人士，也是社会工作者，参与社区的许多活动。由此可见，他们普遍受到社会尊重并非因为他们的经济收入，而更重要的是他们为社区（社会）做出的卓越贡献。

当然，牙医除了以上所提到的获得社会的正面评价可以算做牙医的重要价值体现之外，最大的价值莫过于为自己的患者们解除病痛，让患者重新展露笑颜带来的内心的欢愉。当一个医师，一个牙医，准确地定位自己的社会和经济地位，就能摆正自己的位置，使自己拥有良好的心态，就能通过自身的卓越工作，为自己的患者们解除病痛，赢得社会的尊重。同时，除了社会定位，在专业上，也不可能包揽所有的工作，也必须根据自身的条件和能力作出取舍。大多数的牙医都是面向社区基层的全科牙医。而全科牙医中的一小部分人，经过自身的不断进修，在某一专科积累了丰富的经验，并通过专业资格认定或考试，获得专科医师的资格之后，才能转换角色，成为一名专科医师。

3. 西方的牙医是怎样炼成的？

在我十多年的西方国家学习生活中，出于职业的本能，总会关注当地的牙科医疗服务体系，尤其对从事牙科医疗服务工作的牙医们，在当地社会的地位，得到的评价，以及他们如何走上牙医之路等怀有兴趣。为此，我曾访问过不少西方的牙医学院，对那里的牙医培养和继续教育等体系稍有了解。并由此对他们怀有敬意。对于他们的执业水准，我想通过一个小小的例子与大家分享。记得十多年前我在访问美国时曾因为一颗后牙的牙髓炎发作访问过一位年轻的开业华人女牙医，在注射麻药后一次性完成了根管治疗。当时真的令我非常惊讶，一位走出校门不久的医师，不但能独立完成第二磨牙的根管治疗，而且干净利索地即刻根充修复，区区一个多小时就完成了国内可能需要分很多次才能完成的工作，不禁非常佩服。后来我在国内接受一位口腔科主任的复查时照了一张 X 线片，得到了根管充填堪称完美的评价。我还清晰记得那次就诊的经历，初诊检查之后我被请到一间没有牙椅的谈话室，和医师一起看 X 线片和讨论病情，然后打印出治疗方案，上面写明治疗内容和费用，等我认同签字后前往治疗室接受治疗。整个过程流程简洁，最后结果良好，至今已成美好回忆。甚至我现在的治疗程序都仍受到那次治疗的影响。

后来，在我自己也成了一名全科牙医之后，有了更多的机会接诊来自世界各地的患者,从他们口内已经完成的治疗和修复来看,感觉到相当平均的治疗水准和品质,由此对于西方的同行们,尤其是那里的全科牙医们较高的服务水平有了更多的认识。

他们何以年纪轻轻就能独立开业,服务一方社区呢?另一个例子或许能够回答这个问题。最近连续有两位分别移居加拿大和美国 20 来年的朋友来访,他们的孩子一人考上医学院,另一个准备入读牙医学院。在北美,只有那些宝塔尖上的尖子才能从巨大的竞争中脱颖而出,能够幸运地入读医学院的,家长的喜悦绝不亚于国内的考生考入北大清华。然而,考试的分数只是重要因素,但并非决定因素,录取与否更看重学生有没有同情心和社会责任感,看你花了多少时间做社区的义工,看你是否曾去贫困地区比如自然环境和经济条件恶劣的非洲参加过慈善活动,是否曾在医疗诊所或老人院之类的机构献过爱心。也就是你是否有大爱、是否仁慈是你能否进入医学院的关键指标。而且,以美洲为例,学制四年被授予医学博士学位的医(牙)学院都是要先取得大学本科学位之后才能报考。四年的本科学习,只是进入医学院的门槛,受过大学教育的学生,身心基本成熟,志向已经确立,如果准备好了为医疗事业献身,那就会在这条艰难而光荣的道路上奉献到底。而有幸走进医学院校的学子们,从一开始就明确自己是为了奉献社区而从事牙科医疗服务的,他们中的 90% 以上的人都将成为一名社区的家庭牙医。目标既然明确,作为教育机构就是要帮助学子们为了开业的那一天作好准备。所以,课程选择实用,各项训练扎实,突出医患沟通和综合制订和实施治疗计划的能力,以帮助他们离开院校后尽快成为一名成功开业的家庭牙医。他们中的一小部分牙医,会在努力做好他们的本职工作的同时,明确自己的兴趣所在和发展方向,通过不断地进修学习,获得专业医师的资格,从而完成职业的华丽转身。一般而言,成为专科医师的全科牙医们都会放弃全科医疗服务,专注于专科治疗工作。这是牙医的第二次的专业定位和取舍,从而形成全科医师和专科医师并存于医疗服务体系之中,又互为补充互为促进的良好格局。通过专业资格考试并且取得执业资格的牙医,在有着执业和开业的自由的同时,也有着继续学习的义务,通过参加行业协会举办的各种学术讲座,分享临床的经验使得牙医们的医疗服务不断完善和提高。

4. 社区是牙医的用武之地

医疗保健服务在任何一个国家都是社会保障体系的重要环节,也是社会安定和谐的基础,理所当然成为政府的工作重点。新中国成立以来,中国实行大医疗的医疗服务体系,就一般医疗而言,基本建成了三甲分级医院和基层卫生院的分层医疗体制,基本涵盖城乡的各个社区,以中国这样尚处于发展中的国家而言,其卓越成就有目共睹。但是,牙科医疗服务却只集中在各大口腔专科医院和各大医院的口腔科门诊。虽然各区也设有不同规模的牙防所,但布点稀少,给百姓的牙科就医造成极大不便,预防保健更是无从谈起。这是百姓不到牙痛难忍不去看牙医的无奈现实的根本原因。

牙科医疗虽是医疗体系中的一个组成部分,但有其特殊的一面。比之担负着救死扶伤、治病救人职责的大型医院,私立牙科诊所更注重社区人群口腔预防保健和常见牙病的治疗以及咀嚼功能的恢复或重建,是以提升百姓的生活素质为主要目的,因此被称作锦上添花的医疗服务。在西方国家,牙科被称为特殊的生意,多由获得执业资格的牙医自主开业和经营,分布于社区的各个角落,面向社区。在西方称这些在社区开业的全科牙医为家庭牙医,顾名思义就是为社区中相当多的家庭提供牙科预防保健和常见疾病治疗服务的全科牙医诊所。

由于中西方牙科医疗服务模式不同,导致医疗人员教育培训体质和目的不同。相比西方牙医学院重点培养面向社区的全科牙医,中国的大学更倾向为牙科专科医院输送人才,使得社区牙科医疗几近缺失。但是,随着中国的改革开放和医疗逐步市场化,医疗服务体制正在从单一化向多元化方向转化。如今,私立牙科诊所在全国范围内雨后春笋般涌现,在沿海地区已作为半壁江山成为与公立医疗机构互为补充的社区医疗生力军。但是尚处于摸索阶段的中国牙科全科医疗服务对广大牙医们来说还是全新的领域。

社区需要什么样的牙科医疗服务?我想,任何一个社区都会有基本的牙科医疗和更高级的个性化服务并存的需要。其基本需要首先是方便,希望牙科诊断就开设在大家生活的社区附近。除了病痛时能够得到及时治疗外,更希望得到正确的牙科保健理念和牙科知识的分享以及定期的牙科检查,尤其儿童得到合适的预防措施。社区的这些基本需要就是我们全科牙医的基本工作内容。除了这些基本的需求,不同的社区,社区中不同的人群,也有着不同的需求。有些人需要更舒适的诊疗环境,希望治疗更有效率,希望品质更好、修复体更加美观,也希望得到更专业的牙科医疗服务。对于这些更高的要求,牙医必须给予更多的回应。这也预示着社区的牙科诊所也并非千篇一律,而是根据自身提供服务的能力以及所处社区的不同需求等作出合适的定位。

我们将面向社区的全科牙医的日常工作分为三个组成部分:首先是教育,也就是要做一个正确牙科预防保健理念和知识的传播者;其二是保健,让儿童从小得到牙齿的预防措施,成年时得到定期的牙齿保养和口腔护理;其三当然是常见牙病的治疗。只要做好了这三项社区牙医的基本工作,我们就是一名合适的全科牙医了。

5. 波士顿的故事

同学在美国波士顿开业,是当地忙碌的华人家庭牙医。有一次在上海相聚,没想到她的患者,也住波士顿的一家三口正好也在座。席间听到一个故事,因为同是从中国移居美国的中国人,突然听到有一位同胞牙医在附近开设了家庭牙医诊所,夫妻俩怀着兴奋的心情立即前往诊所访问,希望能够成为自己的家庭牙医。虽然夫妻俩对诊所的方方面面很满意,但是他们提出来希望让女儿再对牙医进行一次面试,看能不能令女儿也满意,然后才能决定是否能够成为他们全家的家庭牙医。在美国成长的女儿已经习惯于美国人的思维，她的个人意愿应该得到尊重。每个人都需要自己的家庭全科医师和家庭全科牙医，但绝不是在出现身体的状况之后随便找一位医师帮忙的，而是会提前考察社区附近的医疗机构，选择符合自己需要，能够良好沟通的医师做自己的家庭医师。除了面试，还有该医师在社区的口碑、邻居的推荐等都是非常重要的参考意见。幸好面试的结果不错，由此这一家三口就成了我同学的固定患者。之后，他们会定期前往诊所保健牙齿和口腔护理，也会将家庭牙医看作和自己生活关系紧密的人。

反过来，家庭医师和家庭牙医的能力是有限的，他们也容纳不下太多的患者。有不少口碑良好，特别是已经服务本社区比较久的医师，都不再接受新患者。希望成为他们的新诊患者的人士只能在等候名单中等待。

由此可见，能否形成医患关系，是需要通过医患双方沟通交流才能形成的。所以，家庭牙医服务于患者并非一厢情愿的事情，而是医患双方双向选择的结果。家庭牙医不但需要精通牙科专业技术，还需要展示足够的亲和力和相当的沟通能力。另一方面，牙医也可以通过多种方式对自己的服务人群进行选择和调节。

有人说中国的国情不同，老百姓们已经习惯于在出现病痛时才去医院就诊，平时没有不适，谁会无事去登三宝殿呢。其实不然，患者没有意愿或不习惯定期前往医疗机构检查和接受预防保健，那是因为医院里没有他们熟悉的能像朋友般交流的医师。长期以来大家已经形成了对看病的恐惧，以及无论抱有多大的期待，很少有机会得到医师对疾病的成因以及治疗方案的详尽说明和分析，只仅仅得到对症下药的治疗。因而医师和患者之间，并无彼此信赖的紧密关系可言。究其原因，还是因为医师和患者双方没有也无法进行双向选择，尤其是患者在医师实施治疗前没有太多机会表达自己的意愿。

最近有位外国驻华领事馆的领事太太回国前再次来诊，检查发现尚有两颗牙齿有轻度龋坏，于是建议她回国后去牙医诊所修补。而她坚持在回国的前一天抽空再次来访并完成了治疗。她这样告诉我：回国后还无法确定是否能在短时间内找到合适的家庭牙医，不如在已经相互了解的牙医这里完成治疗来得安心。由此可以说明信赖是医患双向选择的关键。

6. 牙医诊所可以多过便利店

出国访问过的同行们，无论是徜徉在时尚街区，还是闲逛于大型的商业综合体内，经常会从不同类型的商店之间发现不少牙科诊所。这些牙科诊所也和周围的商店一样，装修得时尚个性，完全与周围的环境融为一体。如果你是身处东京、纽约这样的大都市，无论你站在哪一处街角，你都会有机会看到某某牙科诊所的招牌。如果你走进香港的某个写字楼，分布于不同楼层的牙科诊所可能多到你都数不过来。由此可见牙科诊所在西方社会，简直就像便利店那样和人们的生活密不可分,看来牙科诊所多过银行的说法在西方国家真的不是虚言。

我曾见过日本 2005 年的一个统计,相对于东京每 10 万人拥有仅 40 间 7-11 便利店,牙科诊所却有 100 间有余!东京的牙科诊所竟然是 7-11 便利店的 3 倍之多!这真让我们中国的同行跌破眼镜。又有统计称,日本每个牙科诊所的从业牙医是 1.3 名,在东京这样发达的大都市,每七八百人口就拥有一名牙医!即便处于同一座大楼里有数家牙科诊所,每家诊所照样每天排满患者,并没有出现两败俱伤的恶性竞争。各有各的定位患者,各有各的专业擅长,大家共同地为社区的人们提供着卓有成效的牙科健康管理和治疗服务。正是由于数目如此庞大、遍布各个社区的牙科诊所,其中绝大多数是家庭牙医诊所的努力,市民们不分老幼,都已经养成定期前往牙科诊所接受检查和保养的良好习惯。这是牙医们在提升国民健康方面做出的卓越贡献。这也和西方国家政府尊重包括牙科医疗服务在内的医疗行业,尊重医师作为专业人士应该拥有的自由执业权利等方面的医疗管理体系是分不开的。

虽然国内已经有一部分牙医得以成功开业,但以公立大医院为主体的大医疗体制还没有根本性的变化。即便是放开民营资本办医疗,也常出现某地政府寻求与资本联姻,在准入方面设定较高的资本投入门槛,尚未真正为医师自主自由执业敞开大门,众多医师仍然难以实现自主开业的愿望。但是最近我走访了一些地区,不少地方政府出台了不少支持医改,鼓励医师自主执业和开业的新政策,取消了原先诸如 500~1000m 之内不得开设相同诊所等规定,让更多的医师走进社区面向基层丰富医疗资源,同时以市场机制促进行业竞争优胜劣汰,这必将使人民群众能够就近得到医疗服务,还能有"货比三家"的更多选择。

牙医界的前辈于秦曦将牙医自己开设的牙科诊所称为一亩三分地,很形象地将牙医和牙医的事业做出了比喻。可惜不是为国家老板就是为民营企业主打工的大多数中国牙医们,缺的正是属于牙医自己可以自由耕耘的一亩三分地,就像没有土地的农民,谁又会将自己的全部智慧和热情为别人种地!

牙科诊所像便利店一样布满社区,对中国的牙医们,对中国的老百姓们都还是一个梦想。我们期待这一天也会在中国早日实现。

7. 诊所也分星级

任何服务性机构都会因自身的定位不同,提供的服务不一样,在消费者心目中留下不同的印象。一间牙科诊所,虽然提供的医疗服务项目可能相差不大,但不同资质的牙医的技术和能力、习惯于和什么阶层的人士打交道、诊所所处的不同地段等,会有自己不同的服务定位人群。因应不同人群的需要,诊所投入的成本也有高低,加上诊所采用不同的服务模式等,使得诊所之间形成差异,其收费标准也会有很大差别。有些诊所采用高档的装修,配置昂贵的设备,就自诩为高档诊所,定位高端消费人群。有些号称连锁牙科诊所,统一商标,采用很多市场营销的手法,面向多层次人群。但更多的是扎根基层,虽略显简陋,却能满足社区的基本需要的诊所,照样每天忙忙碌碌。究竟谁高谁低,很难主观判断。

诚然,诊所有不同的定位人群无可厚非。但是档次高低绝非仅仅取决于装修的豪华与否和价格高低。对于档次的高低,恐怕业者自己的评价与患者的实际感受之间未必成比例。就像我们去一些知名高档餐馆就餐,如果获得满足的只是环境给我们的感官上的享受,而菜肴的味道和受到的服务很一般,恐怕你也不会为它打高分。反而你在一家干净快捷的快餐店用餐,区区几十元就能吃饱肚皮,服务人员笑脸相迎,可能心理满足更甚。更不用说你去一家号称高档,却挂羊头卖狗肉的店家消费之后让你心有余悸。或者前往一家促销多多,进去之后机关重重,层层被斩的店家让你心惊胆战。

如何让你的诊所被你的患者接受,并在社区拥有良好口碑,在人们的心目中留下明星诊所的印象,取决于合理的收费、优质的诊疗、超值的服务。假如你就是定位高端的客人,并为此在硬件上做出了足够的投入,收取高额的诊金不可谓不合理。但是,如果你无视高端客人的需要,每次都要排队等候,没有充分的沟通,治疗次数频多,势必遭致不快。反之你的诊所上下一心,服务赛过五星酒店,预约安排妥当,并且尽量节省患者时间,高效地安排综合治疗,治疗效果和术前承诺的一致,患者必然赞誉有加,以后肯定是你的常客。

与国外严格限制医疗广告相反,国内医疗广告充斥媒体,广告花样百出,甚至见到公共汽车上登着巨幅牙科诊所的广告招摇过市,成为城市奇景。果真诊所的患者靠广告效应吗?我曾和不少成功的牙医们交流过患者的来源问题,几乎都做过类似的统计,起码 70% 的患者都是靠患者的介绍来诊的。越是拥有相对稳定患者群的诊所,越不会为新患者发愁。从自己的家人、亲近的朋友那里得到推荐,就不仅仅对诊所的信息有所了解,更会了解到这家诊所的牙医背景、收费标准、服务的细节,医师是不是容易沟通,甚至态度是否耐心和蔼可亲。这样的患者来诊,几乎不需要太多的客套就能进入治疗方案的说明,很容易得到患者的认同,并尽快进入治疗阶段。而那些通过其他诸如广告介绍而来的患者,总会觉得实际情况和广告上存在出入,进而对医师提出的方案将信将疑,常常会让医师制订的治疗方案流产。

至此,我们对什么样的牙科诊所才是星级诊所,心里应该已经有了判断。只有那些具有良好口碑,并由患者在社区内口口相传的诊所才称得上优良的诊所。访问这样的诊所的患者常由现有的患者介绍推荐,这样的患者无疑是最容易沟通和最忠实的拥趸。所以有医师将患者比作一颗种子,只要用优质的服务和仁慈用心培育,就能使其成为一棵大树,并结出众多的果实来。

8. 牙科诊所的门槛——初诊金

在北美,地广人少,人们一般都选择远离市区的郊外居住。居民区通常是房子之间连着绿地,鲜有商业网点和服务设施的。而每一个居住片区,都会有一个中心,包罗政府办事机构、商业网点、教育医疗等众多服务机构。在同一个商业中心中,可能会有好几家牙科诊所开门营业。不管你走进哪一家,前台小姐都会站起来对你说一声"May I help you?",然后会安排预约,并在递上诊所卡片的同时告知你初诊检查和咨询费用,一般约为100~200美元不等。这就是诊所的门槛——初诊金。我理解这是对知识的尊重,也是患者将得到专业医疗咨询的前提。这就像前往律师、会计师这样的专业事务所寻求帮助都需要付费一样。在西方社会,尊重包括专业人士在内的任何人的劳动早已成为社会的共识。

可奇怪的是,我访问过的国内的牙科诊所中的大多数都没有初诊金,或仅收一点检查费,还为此特地向患者打招呼这是检查器械的成本。也有的前台干脆沿用公立医院的做法,看病先挂号。通过了解,还发现张贴的价目表上多为修复材料的价格,从普通金属到贵金属,再到各类烤瓷全瓷,从底到高,唯独缺少医师的咨询讲解和口腔卫生指导费用。难道医师的知识没有价值吗?

在相当长的一段时间里,中国的医疗服务作为一种福利事业由国家经营,更多地偏重公益性,服务价格由政府指导而非医疗机构本身,公立医疗机构仍然沿用至今。中国的医师们在医学院毕业后被分配(而非自愿)到不同级别的公立医院里的各个科室工作,不但难以独立行医,也不可能为自己的专业知识定价。长期以来医师们一直在医疗道德和职业价值得不到体现之间备受煎熬。但是随着医疗体制改革的深入,各地政府出台更多鼓励医师创业的政策,使更多的医师有了自主执业的机会,并为自己的诊所制定反映成本,符合市场需求同时又能体现专业价值的服务价格。

对于开业的牙科医师而言,除了经历专业学习的艰辛和不断继续学习的职业要求之外,需要为诊所投入巨大的设备和人员成本,而这些无形和有形的成本必然反映到诊所的价格体系中。根据不同的患者人群定位,收取符合诊所实际和医师资质的初诊金以及合理的诊疗费用,不仅能够体现知识的价值,使得医患关系得以理顺,同时也是对行医者的约束。难以想象一个对自己、对自己的专业知识都缺乏尊重的医师会满腔热情地服务患者,同时一定也难以得到患者的尊重。不收初诊费的诊所,不管是因为缺乏自信,还是为了保持竞争优势,其结果都将使诊所丧失门槛,诱发患者乃至社会对医疗的不尊重。同时,也可能会让从业的医师们在做初诊检查时敷衍了事,对患者的疑惑置若罔闻,一心希望尽快通过治疗收费。也有一些诊所自毁门槛,无条件地吸引患者进来,然后凭三寸不烂之舌,利用医患信息不对称,达到诱导消费、推荐治疗的目的。

随着社会的发展和医疗改革的不断深入,收入分配也日渐体现价值,社会阶层出现分化,更多人出于自身健康保健的需要,追求优质医疗服务。他们希望医师们花更多时间和通过耐心细致的讲解来解除他们心中的疑惑,希望医师们不但通过治疗为他们解除病痛,还能详细说明治疗的理由和过程,以及可能出现的结果分析等。为此,他们已经准备好为医师的专业知识和服务买单。

医患关系的前提其实就是医患彼此间的尊重。患者向医师支付诊金,一方面是患者向专业知识表达尊重,另一方面也是作为一种契约对医师的诊疗有所约束，使医师必须竭尽全力为患者提供优质的专业服务。

9. 牙医是口腔健康规划师

牙医在每天的诊疗工作中，做得最多的工作当然就是各种牙科治疗了。久而久之，就会误以为我们的工作就是为患者解决牙齿等口腔疾患的病痛、修复牙齿的功能。这显然和全科牙医的职责有很大出入。我们是面向社区基层的牙医，除了医治患者的病痛，还有很多预防保健方面的工作要做。既然我们视患者如朋友，就要关心朋友们的健康，过问他们在日常生活中牙齿保养的情况，还要教会和督促他们怎样正确地管理牙齿，以及对一生中牙齿可能出现的各种状况提前给予提醒和指导。牙医要像规划人生那样长远规划患者牙齿一生的健康。

举一个例子，有家长带着孩子来诊，检查发现下颌乳牙前磨牙仅剩残根摇摇欲坠，而 X 线片显示其下的恒牙尚处于低位，如拔除势必影响恒牙萌出甚至造成将来的牙列不齐。家长为此懊恼不已，因为之前没有一位牙医曾预见到如此结局，只给过她孩子的龋坏乳牙会被健康恒牙取代的说法，以为不必理会，因而错过了最佳治疗时间。那么，是不是现在只能一拔了事？答案当然是否定的。牙医不仅要为患儿解决眼前的问题，更应为孩子将来可能出现的问题预先做好防治,不留隐患。因此,这个病例正确的处置方案应该是:①示范和指导儿童正确使用牙刷和牙线的方法;②给予全口洁治和实施牙齿预防措施,杜绝隐患;③拔除患牙和制作固定间隙保持器,以待恒牙顺利萌出;④教育家长儿童在成长期间的牙齿健康管理,及时发现问题和督促孩子养成良好的口腔卫生习惯。如此必能达到举一反三的作用。

再举例,在临床上见过很多成年患者,因为牙列不齐甚至错殆畸形影响面容,在与人交往和工作中造成困惑及不便使人引以为憾。其中不少人怪罪儿童时期牙医从来没有对此提出过矫正的忠告(不可否认其中很多人即便知道有矫正的方法也未必接受),以致于成年后成为终身遗憾。有人以为这是国情和经济水平低下的缘故,但我认为这是缺乏担负全科牙科医疗责任的家庭牙医所致。全科牙医的工作重点就是为自己的患者尤其是儿童患者规划他们的牙齿生涯,提前告知牙齿在一生中可能出现的生理性和病理性变化,并提出防治的正确建议。牙列矫正并不属于全科牙医的工作范畴,而是需要牙齿矫正医师的专科治疗。但是全科牙医对儿童成长发育过程中的牙齿可能出现的任何问题都必须给予充分的关注,无视或没有给予足够的提醒都是全科牙医的失职。美国等西方国家的儿童就幸运得多,在从乳牙向恒牙转换的过程中,总能得到全科牙医的精心照顾和指导,并在合适的时间介绍给信得过的正畸专科医师为儿童进行牙列矫正治疗。有些有家庭遗传原因造成的牙列不齐,更需要早期给予预防性矫正,而非等到换牙结束让专家束手无策。西方社会和中国社会都一样,孩子永远都是需要呵护和精心关照的对象,儿童时期的牙齿健康,常能给人的一生的健康加分。中国有句老话"三岁看八十",本意是指人的性格养成非常重要,这句话对牙齿健康也一样适用。西方国家流行的做法是,在孩子三岁左右就开始牙齿保健之旅,使得正确的保健意识和方法伴随一生。只有这样才能有可能在八十高龄的时候,依然有整排自己的牙齿享受美食和人生。

任何一名全科牙医,如果不能为自己的患者做好生涯规划,提前量地做好预防,定期给予保养,否则你即便医术再高,治疗效果再好,也称不上是一名合格的全科牙医。

10. 牙医是社会工作者

牙医是社会工作者。恐怕国内的牙医们都少有这样的认识。这和我们所处的社会环境以及执业环境有关。长期以来,中国包括牙医在内的医务工作者,多为公立医疗机构的从业人员,属于高墙深院中的群体,每天只要忠于职守,在诊室等候患者来诊即可,涉及行政方面的事务有医院的管理部门操心和打理,至多在茶余饭后对社会的弊端发几声议论而已。

在西方国家的医师和牙医就没有那么"好运",开业如同做生意,服务的都是社区里关系紧密的邻里,如果你作为一名牙医太不合群,对社区的事务无动于衷,对居民的困难冷漠无视,恐怕不用多久就会收到社区的恶评,进而失去患者们的支持和信赖。另一方面,社会尊重医师的专业价值,认同医师是社会的精英群体、社区的骄傲,非常期待牙医等专业人士为社区的发展多做贡献,同时也期望他们能够成为社区的表率和楷模,期待医师们能够参与社区更多的活动。而牙医和其他专业人士一样受到社区的青睐,并非因为他们有高尚的职业和不菲的收入,而是因为他们常献爱心。比方说牙医经常担任社区委员会的委员、学校的独立董事,通过很多方式积极参与社区的各种公益活动。而牙医每天都和社区各个层面的人接触,自然深知社区在医疗以外的需要。为有困难和需要的人提供能力所及的帮助,这是牙医仁慈的表现,也是走进社区得到广泛认识和支持的好机会。

其实牙医服务于社区的形式是多种多样的,没有特定的要求,但求无愧于心。

我自己担任一家幼儿园的牙医顾问多年,可以算做一名志愿者。每年都会带上牙科预防保健宣教材料,和小朋友们围坐一圈,给可爱的孩子们讲解怎么保护牙齿,手把手地教他们正确刷牙的方法。不要以为你是在为学校做贡献,其实孩子们的天真烂漫常能让我返老还童,无意间享受童贞的快乐,说不定走在街上随时都能听到孩子们银铃般的问好声。在广州有一个外国人自发组织的义工组织,每年都会举办义卖活动,以帮助贫困儿童。在那样的场合,真是牙医们的用武之地。太多的人前来咨询,常把免费咨询的柜台围得水泄不通,那是比在诊所快乐很多的时光。我所认识的不少牙医,都会力所能及地为社区做一些事情,让自己的身影为社区所熟悉。试想,一个有爱心、愿意奉献社区的医学工作者,谁会不从心底里产生对你的好感呢?

11. 拜托,我们是牙医!

记得 FDI 第一次选址中国深圳,牙医界的世界级盛会,海内外宾客汇集,热闹非凡,让来自世界各地的同行们不但见识到了中国经济的高速发展,也感受到中国牙医们的巨大学习热情。或许是主办方缺乏经验,对出席的人数没能做出足够的预计,在办理参会注册的窗口出现了春运般的失控场面,一些牙医为了早点领到入场胸牌,或因霸位插队而起争执,或高声呼叫同伴不顾斯文,表现有失文雅,令不少国外同行纷纷侧目。但是随着各种国际专业学术会议选址中国召开,以及更多的中国医师走出国门参与业界交流日益增多,潜移默化之间,中国牙医已和世界的同行们比肩而行,逐渐渐成为尊自爱,受人赞誉的专业群体。

20 多年前我在日本留学,作为一个年轻的牙医还颇为青涩。记得第一次有机会参加牙科学会的年会,却为不知道如何穿着发愁。好心的老师告诉我正规学术活动以深色西服配以白色衬衣,黑色皮鞋为宜。那是作为一个穷留学生囊中羞涩的年代,置一身符合医师身份的皮囊需要极大的决心的。但幸亏有了这第一次,使我对作为一个医师的形象有了初步的印象。以后参加类似活动多了,也慢慢感受到更多外国同行的风采。无论是和不相识的同行在学会见面寒暄,还是参加学会开幕典礼的酒会,大家都会不约而同地正装出席,神情庄重,秩序井然,其正式的程度绝不亚于出席重要的外交活动。久而久之,我明白了这就叫尊重。正是这么一群极有自尊的医师的群体,理所当然地得到人们、社会的尊重。

随着国内外学术交流的增多,走出国门参加国际学术活动的牙医们日益增多,从而有了更多的机会观摩国外同行的风采。封闭几十年的中国医师们,难以避免地要从穿着礼仪学起,日常寒暄谈吐开始,慢慢找到一名专业人士应有的气质。根据我的观察,西方的牙医们对自己在社会中的地位,面对患者的眼神和语态,都有精准的把握。从其着装打扮,到言谈举止,甚至开什么样的车、出席什么样的社交圈子,各方各面都会极力维护自己的个人形象,使得牙医群体在大众心目中有着良好的形象。这已成社会的共识。作为中国的牙医,只要从自身做起,洁身自好,自尊自爱,任何时候都不做有失斯文的事,也一样不愁不受到社会认同、患者尊重。

诚然,牙医绝非资本家般的富有人物,不可能获得财富的暴发增长,自然不是追求豪华生活的富贵阶层。但是可以用卓越的医学知识和仁慈之心为提高社区的健康水平而努力这一职业优势,赢得社会的好评。由于牙医的社会性,我常将牙医称为社会工作者,他们在提供有效的医疗保健的同时,也应该引领时尚和健康的生活方式。

前一些年有中国的牙医师协会主办高尔夫球会并以此为贫困人士募捐,却引来某些人的微词,批评牙医不应如此高调。

我对此颇不以为然。追求健康的生活方式,即便高调一些又有何妨。我在国外就读研究生院的时候曾任教授的助教近两年,有机会接触私立医科大学的医学生的生活。他们中接近80%都出生于医师家庭,从小就有长大后像父辈一样悬壶济世的志向。从他们的言行看得出来,他们刻意保持未来医师的作风,看什么杂志,用什么牌子的化妆品,甚至开什么牌子的车子,都有"潜规则"。当时我作为一个发展中国家来的留学生,还曾对他们的行为不屑,但是等我有机会去过更多的国家,接触过更多的牙医之后,我才醒悟原来西方牙医的自尊和气质是有其渊源的。

老实说,中国的牙医经历着和国家同样的艰苦发展历程,也许有尊严的医师形象只能从西方的电影里面寻到。曾几何时,受一样的教育,领一样的薪水,即便如此,医师的地位甚至不如工农,尚需接受工农的再教育。幸好时代已经改变,经历苦难的中国重新顺应历史潮流,拨乱反正。中国的牙医们也在重新找寻自己的位置,重新学习如何做好一名牙医,展示牙医应有的风采和气质。

随着与国外牙医界的同行的交流日益增多,中国牙医们也在逐渐找回做医师的感觉。并为成为一名受患者信赖、受社区欢迎、受社会尊敬的牙医不断作出努力。

既然我们自认为是专业人士,是社会精英,就该有与之相符的形象和气质。

12. 你可以改变患者的人生

前些日子,我的患者,也是我的朋友澳洲患者 Boris 按时 6 个月复诊来访,5 年的风霜似乎并没有在他已到退休年龄的脸上留下太多的痕迹。从他露着雪白整齐牙齿的嘴里发出的爽朗笑声和热情的招呼总让诊所的员工们感到鼓舞。

但是 5 年前的他可不是这样子,那时的他因为牙齿松动和脱落的折磨,加上家庭失和,在忐忑不安中访问过好几位澳洲的牙医后,最后竟然决定把他身体的这一部分交给我们全盘打理。经过半年多的预约来诊,经过几乎涵盖所有学科的牙科治疗和修复,整齐好用的牙齿又回到了他的嘴里,很多人生的乐趣也同时回到了他的身上。如今的他,脸上总是写满阳光,自信让他收获更好的生意之外,也收获了第二春的爱情。"没有比现在更好的时候",这是他每次定期来诊时说的一句话,我听得出来他内心的喜悦。这是我期待的时刻,每当我服务的患者这样地回来看望我的时候,都能让人重温作为一名医师的骄傲和价值。我们就是一些普通的家庭牙医,而我们的每一个患者都好像是我们家庭中的一员,假如你用心去感受每一个患者的情感,痛苦的、失落的、喜悦的、成功的,用心地帮助他们,像规划我们自己的人生一样去规划他们的牙齿,给予他们前景,给予他们信心,给予他们功能的修复,给予他们久违的美味,给予他们快乐的人生,那我们这样一些渺小的牙医,不就成为改变患者人生的天使了吗?

　　人在成年之后身体的各个部分难免会出现生理性的衰老,但由于其变化微小,且过程缓慢,就会被人们的思想所适应,不至于影响一般的工作和生活。然而病理性的疾病,常会在较短时间内侵害人的机体,影响容貌甚至最终丧失某些功能,不但影响工作和日常生活,并会击垮人的心理防线,让人生活在忧郁之中,从而失去生活的优雅和乐趣。看着有些因为牙齿早期缺失、口腔功能紊乱、面容衰老、生活在阴郁之中难以自拔,同时对治疗失去信心内心陷于焦虑和茫然之中的患者,作为一个医师,难道你能无动于衷吗?

　　我的另一位来自德国的女性患者 Christil,她有着优秀的丈夫,还有两位有出息的女儿,本应该生活无忧,更多享受生活才对。但是十余年的重度牙周病将她的生活热情逐渐掠走。初诊时她给我的印象是对医师既不信任但又依赖。对于我们提出的治疗方案,她总是非常抗拒,可她又希望我们倾听她的痛苦,她经常会当着我们的面流泪哭泣。经常与其说是治疗,不如说是心理辅导更为贴切。这种时候,作为医师,作为诊所的工作人员,是非常拷问我们内心的仁慈良知的。几十次这种类似的场面,在我们无数次递上纸巾,耐心地倾听和温言开导之后,她总能破涕为笑,并在离开的时候为自己的失态表达歉意。由于我们的坚持和善意,当然也花费了相当多的时间,最终还是让她接受了综合的治疗方案,在深度牙周治疗的同时,拔除了部分难以保留的牙齿,通过牙体治疗后的联桥和种植修复,不但让她重新找回享受美食的乐趣,同时也恢复了她的容貌和女性的魅力。由此她有了更多的社交活动,享受到更多的友情,生活变得美好快乐。现在从每次定期来访的她的脸上,已经再也找不到曾经的忧伤和阴郁,取而代之的是阳光的笑容。

　　牙医就这样改变着患者的人生。

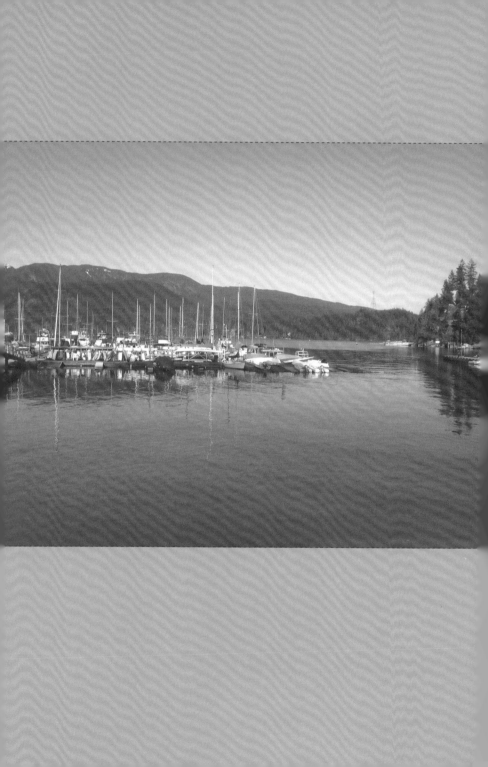

第 2 部分

初诊咨询就是医患情感
交流的开始

13. 少一间诊疗室，多一间咨询室

在我访问过的很多国家的家庭牙医诊所中，大都是小型诊所，一二百平方米不等，一两个医师，七八个员工。在相对局促的空间，经过精心的布局设计，格出数间诊疗室之外，总会有一片相对宽敞的开放空间作为候诊区，放置沙发座椅和一些书报杂志，提供茶水饮料，间或有一些植物美化，好像普通人家的客厅一般透着温馨的氛围。不像国内大医院的候诊室那么嘈杂，也听不见喇叭里扯着嗓子叫号的声音，只看见前台的小姐轻声细语地向患者打着招呼，轻手轻脚地走过来为患者倒上一杯茶水，送上莞尔微笑。

不论你是一位初诊的患者，或许你还没有想好要前往就诊，只是去诊所做一次访问，没有人会喜欢在一间医师的诊疗室里，面对那些吓人的机器与医师做一次对话。这应该是诊所内设置一间供医师或诊所经理和患者谈话的房间的初衷。患者和医师面对面坐在一间没有诊疗设备，甚至布置呈家庭式的房间里，没有其他人打扰，减少心理压力，便于开诚布公地交流，说出自己的想法或心里的困惑。有了这样一间方便谈话的房间，医患双方就比较容易了解对方，容易进入良好沟通的状态，并成为信任彼此的开始。

即便已经在诊疗室为患者做了全面检查和辅助检查，医师也

习惯于和患者一起移步咨询室,更为详尽地说明和解释治疗方案的来龙去脉,并对患者的困惑和疑虑给予尽量充分的解答。但是医师一般仅对患者的病情作出分析判断,提出合理的治疗方法及可能的替代选择,并就可能的治疗结果和疗效提供经验性的预测。然后由诊所的经理再向患者说明由此产生的费用等事项。假如患者已经认同医师制订的治疗方案,则在签字确认后预约时间安排治疗。如果患者还有疑虑或需要考虑,则欢迎再次前来咨询。

但是咨询室并非仅仅是和患者讨论病情和治疗方案的地方,医患沟通常是不经意间的交流,任何话题只要聊得投机都能擦出火花,得到共鸣。很多为人父母的患者,可能较之自己的身体,更关心孩子的健康,也许他们渴望了解的,更多的是孩子的牙齿何时更换,预防有否必要,或者一些道听途说的观点拿来印证,甚至仅仅聊一些教育孩子的心得或是大家对社会现实的看法一致,就能产生共鸣,获得患者的信任。

有时候,也会在业余时间利用咨询室小范围地举办一些牙齿保健知识类的沙龙活动,将一些流行的预防保健和治疗的方法和有兴趣的社区朋友们分享,并借此机会纠正一些不正确的观念和错误的保健方法。一些诊所会在前台张贴诊所举办的健康咨询活动的预告以供患者自由取阅和报名参加。比如孩子们参加的儿童牙齿预防课,让孩子们在玩耍的同时愉快地接受正确刷牙的方法等预防知识,最后拿着作为奖励的小玩具开开心心地回家去。在有孩子跟随父母来诊的时候,咨询室还可以变身为孩子的活动乐园,玩玩具、电脑上网等,以免除大人接受治疗时对孩子的后顾之忧。

假如您的诊所空间有限或还没有设置谈话空间,我倒建议您少一间诊疗室,设一间咨询室,说不定对您的医患沟通带来很大的便利,从而使您的诊疗过程更为顺畅有效。

14. 你做好见患者的准备了吗?

在我住所的附近有一家医疗门诊部,经常路过那里,好几次看见一位穿着白大衣的医师模样的男士,白大衣里面仅仅为一件圆领汗衫,可能天热的缘故,敞着怀,一手叼根烟,一手叉着腰,一副江湖人物的做派。每当见到这样的光景,就感觉到他身后不是一家医疗单位,更像一间厨房。如果你是一个有点素质的市民,恐怕会退避三舍、敬而远之。

作为一名医师,只有自尊才能赢得患者的尊重。医师作为专业人士,理所当然就是社会的精英,其行为举止应该成为楷模,一言一行、一举一动都应该表现出稳重和品位。无法想象患者会将自己身体的一部分交给一位邋邋遢遢的医师去打理。

可能源于国内牙医教育培训在医患沟通能力养成方面的缺失,加上以往的公立医疗多为分科式的专科门诊的工作模式,医师只注重治疗,无心或者时间也不允许和患者更多交流,很多已经开设了自己的牙科诊所或者投身民营医疗机构行使着家庭牙医职责的牙医们,依然沿用以往的老经验,总是直奔主题,希望尽快地进入治疗阶段,因而造成不少医患沟通方面的问题,甚至成了医患对立的原因之一。在西方国家的牙医教育中,我们总能听到这样的说法:医疗是七分沟通三分治疗。这就需要医师在见患者之前必须做好准备,首先整理好自己的穿着和仪容仪态,展示作为一名专业人士应有的优雅风度和足够的亲和力。与此同时,医师应事先阅读患者填写的病历和前台的问卷,对患者的诉求和病史背景等有了一些初步了解之后,才能有的放矢地进入咨询和检查的程序。在咨询过程中,经常使用到医师日常诊疗工作中积累的病历资料如图片和 X 线片等,用以展示相似的病历,可能的预后和修复效果等。这些随手摘来的资料,其实都是医师和助理长期保存和整理出来的,患者从这些丰富的资料中看到自己的主诊医师日常工作的成果,自然很容易对医师的能力产生认同。如果医师都是拿教科书上的图片和资料向患者说明,效果可能适得其反;同时,医师也难以将治疗和修复做出书本资料上展示的效果,容易引起医患纠纷。

医患交流,情感为先。这需要医师在日常接诊过程中端正自己的行医态度,摆正自己在医患关系中的位置,在思想上做好见患者的准备。我一直以为,医患是平等的关系,医师应该将患者当成自己朋友,这样才会坦诚相待。如果你把患者当成衣食父母,或者生意人眼中的消费上帝,可能就会情不自禁地放大自己的能力,卖弄自己的专业学识,变沟通为忽悠了,那样一定会导致患者的反感。让我们在面对患者之前,整理好自己的形象,保持你的自信,了解患者的需求,以诚相待,不夸大自己的能力,实事求是地提出治疗方案并给予细致说明,就能拉近你与患者之间的距离,使医患沟通的过程轻松愉快。

15. 初诊是需要时间的

患者第一次去见牙医，总是抱着复杂的心情，有期待，有恐惧，忐忑不忑，但无一例外都希望和医师好好聊一聊。不知道什么时候开始，起码从我自己成为牙科医师那时候起，初诊并不是医患约见，不是咨询沟通，而只是牙医坐在牙椅旁坐等患者的光临，只是病情的简单询问和检查，基本上是话不过三句半，就已经进入了治疗的程序。在国外，把看病叫作看医师，去医院叫访问。所谓访问，总有接待寒暄，总有些礼节，有平等地说说话的过程，这个过程，称之为初诊。可是你去任何一间公立大医院看病，患者花钱购买一个号，就是得到一张入场券，然后去见一位鲜有空闲时间的医师，彼此还没弄清楚对方姓甚名谁，处方已经到了面前，如果是牙科就要马上动钻动刀了。所以看病在人们的心目中早已经成了一件无限恐惧的事情。究其原因，当然怪不得患者，也怪不得医院的医师们。试想如果医师看诊只收区区挂号费，每个患者和你交流 30 分钟的话，医院早就关门大吉了。出于让尽可能多的人尽可能少花钱看得上病的美好初衷，很多公立医院只能尽可能地多挂号，医师每天就得面对排满诊室外的焦急的患者们，以"最高效率"的工作流程处理来诊的患者。即便某位医师好心地想对某位患者充分解说一番，其结果必然引起长时间等候的其他患者们的群情激愤。

　　较为幸运的是,私立诊所没有受到这样的价格限制,价格的制定不需要政府的指导,而是取决于医疗服务的基本价值以及诊所经营的成本。也就是说,私立牙科诊所和现有的公立牙科医疗服务体系根本就是两种不同的医疗服务模式。这一点,所有从公立医院转行到私立医疗体系的医师们要有清醒的认识。私立医疗的宗旨,就是以更多的咨询时间来建立良好的医患关系,更全面地规划患者的预防保健和治疗修复,追求更优良的治疗效果和品质。为此,患者理所当然需要付出相应的代价。初诊需要更多的时间,源头的问题就是符合医疗服务价值的合理定价。在此前提下,医师花费更多的时间看诊才有可能。

　　初诊是需要时间的。新加坡的郑星辉医师来访时也如此强调。他曾算了一下时间,一次全面的口腔检查,从面部外观、口唇形态、口内黏膜、牙齿及牙周病患细查和记录,整个过程约需时 8 分钟。此外,初诊时的医患交流和咨询必不可少。在充分沟通的基础上,诊所都会打印出一份治疗方案供患者参考,并由诊所经理或其他行政人员解释费用等方面的问题。我建议初诊时间起码 30 分钟,有时候还应延长。在和很多牙医们交流的时候,总会听到一些牙医对此不以为然,倒不是初诊不需要花费时间,而是那么多时间怎么花得了。我想,如果你和患者换位思考,想象一下你带着很多疑惑去见一位医师,你是否也一样期待医师为你做仔细的检查和尽可能详尽的解答,得到一份全面的治疗方案,并有和医师讨论的时间?

　　在经过初诊检查咨询之后,应该给予患者更多的时间消化和理解治疗方案的内容和判断是否符合自己的预算。也不妨再次约患者前来做进一步的交流,甚至让患者货比几家,最终由患者自行决定治疗的实施。

16. 接诊从赞美开始

有些牙医总对我说,和患者有那么多话说吗? 尤其是初对面的人,有时候真找不到太多医疗以外的话题。此话可能不假,我们中国人或者东方人都过于含蓄,只习惯于熟人之间打招呼、聊天。但是,人和人的接触,总是从语言的对白开始,不经意的一句问候,就会拉近彼此间的距离。初到西方国家的时候,在路上,在电梯里,突然面对陌生人的一句"How are you?",一时竟不知所措,瞠目结舌。久而久之,就不会再感觉对方的突兀,反而觉得亲切自然了。作为一名牙医,每天接触不同的患者,只要你表现出足够的亲和力,主动用你的语言包括友善的表情和丰富的肢体语言,恐怕更容易让患者感觉放松,觉得这个医师好接近,对初诊咨询来说可能会有意想不到的效果。

某些患者,可能自身的病患久治不愈显得烦躁,或者生性腼腆不善言辞,甚至对医师抱有成见和不信,都会使得医患交流不知从何入手。其实人和人的交流,只要大方自然、用词得体即可,并不需要太多顾虑。我觉得接诊时不妨从赞美开始,可以赞美难得的好天气,也可以赞美日益发展的城市,当然也可以赞美患者孩子的可爱,甚至赞美身边的助手等。美好的事物总是使人心动,容易引起共鸣。

大家生活在同一座城市,对周围的环境变化,对发生在城里的事件等都会有细微的感受。从一条修复后的河涌变得清澈的水质,到一处城中村拆迁后变成的绿化广场,可以让我们赞美的生活细节太多太多,只要善于观察和感受,你很容易发现很多的美好事物都可以成为你和患者攀谈的佐料,很容易赢得患者的会心一笑,无意间已经拉近了你和患者的距离。

即便有了良好的开头,也未必就要直奔主题。首先聆听患者的诉求,对于患者的苦恼表示同情和理解,甚至对患者不合理的想法也不要武断打断,待你弄清楚患者来访的目的之后,才表达自己的见解,并顺势请患者进入诊疗室做一次细致的检查。除了检查时必须坐在患者身边,并需将牙椅的位置调节到有利于医师检查的体位之外,谈话时医师应该尽量坐在患者的正对面,并将患者的椅位调直,使得医师和患者处于平等的位置。这是对患者应有的尊重。试想如果让患者平躺着,坐着的医师居高临下,会让患者产生压迫感,由此产生心理上的不快。我也见过一些医师在看诊的时候头都不抬,或者目光漂移,只顾自己边说边记着病历,完全一副无视患者存在的神情,让人觉得这不是在交流,更像是在发号施令。或者露出一副心不在焉的神情,对患者关切的问题不做出及时的回应,让患者感觉被无视。

初诊咨询也好,诊疗中的沟通也罢,聊什么,聊多久,都没有定论。有时候患者在接受诊疗的过程中显得紧张,作为医师应该及时观察到患者表情和身体动作的变化,及时让患者适当休息,漱个口,闲聊几句,让患者紧张的心情得到一些缓解。如果治疗内容比较多、时间比较长,除了时不时交流片刻之外,及时将治疗的进程告知患者,让患者也心中有数,使得整个治疗过程中紧张情绪容易得到调整。完美的治疗绝不仅仅依靠医师高超的技术和助手娴熟的配合,更重要的是得到患者的配合。患者在治疗前就了解了治疗的用时,术中可能会出现的不适,并在紧张的时候得到舒缓放松,并对治疗进度充分了解,必然能消除恐惧,放松心情,配合治疗,从而使诊疗中的沟通不但不会浪费时间,反而能够达到事半功倍的效果。

17. 为患者的病痛 feel sorry

曾有电视主持人在报道重大自然灾害时和政府官员在接受因事故造成人员伤亡的采访时面露微笑,遭到了世论的批评,斥其缺乏同情心。同理,作为一名医师,常怀仁慈之心,对患者的病痛感同身受,是起码的道德水准。当我们从前台那里了解到来诊的患者带着病痛着急而来,看到患者用手捂着脸表情痛苦的时候,应该毫不迟疑地快速投入接诊,第一时间表达我们内心的同情,送上我们的关怀。这种时候,理所当然地以迅速解除患者病痛为第一要务,抓紧时间仔细检查并借助各项辅助检查,尽快作出正确诊断。只要患者认同,就必须尽快处置,为患者解除急性病痛。此时的接

诊,无需用太多的寒暄过度,少说无谓的闲言絮语。更不可说什么
"怎么等到此时才来看病"之类的责怪之词。

我自己也曾有过不走运的时候,有一次在国外旅行时突发牙
髓炎,引起剧痛整夜难眠,却因为人生地不熟一时间没法找到合适
的牙医诊所就医。幸好经人介绍在次日的清晨得到牙医的紧急处
置,解除了病痛的困扰。从此,我对任何述说牙痛的患者产生了很
大的同情,也为他们没有得到及时妥帖的治疗而感到抱歉。有很
多次下班后甚至深夜接到患者的求救电话,虽然患者言辞客气表
示不好意思在那么晚的时候打扰,只希望得到一些指点,但出于医
师的职责和应有的同情心,都会毫不迟疑地赶往诊所助患者一臂
之力。一个在病痛之中感觉无助的患者,他在绝望中给医师打去
电话,能够伸出援手给予紧急救助的医师,可能会在患者的内心留
下长久的温暖。而对于一个医师,只是出于我们的职业道德,做了
一件平凡的小事而已。

在一些和牙医们交流的场合,我多次打听过大家在工作时间
外,尤其是深夜的时候是否开着自己的工作手机?遗憾的是,得到
的是相当多否定的回答。我理解医师也是一个普通人,也需要工
作之余的休息时间和免受打扰的私人空间,但是医者父母心,受过
专业的训练,除了为社区提供医疗保健和常见病的治疗外,还肩负
着救死扶伤、为患者解除急痛的职责。起码,我们也要对自己的患
者负责,谁又能保证白天处置的患者,晚上会不会出现紧急状况,
会不会需要帮助?

医师在任何时候都应该对患者的病痛常怀同情之心,真诚地

为患者的病痛 feel sorry，更关键的是，尽自己所能为有需要的患者提供及时和有效的帮助。

18. 患者的无知是医师的错

时常听到有些牙医抱怨患者缺乏牙科常识，漠视口腔卫生，不到牙痛就不来就诊，而且还自以为是，不愿意接受医师提出的治疗方案，时有"对牛弹琴"的慨叹。对此，我虽有同感，但总感觉责任并不在患者身上。一是因为中国毕竟还是发展中国家，国民中的绝大多数仍属小康经济水平，远没达到"健康到牙齿"的生活水平。二是牙科教育缺失，现有牙科医疗服务模式中缺失医患沟通尤其是口腔教育的环节。

按照"七分沟通三分治疗"的说法，包含教育内容的沟通我们做得太少了。究其原因，还是与我国的牙科医疗服务中全科牙医不足以及缺乏专门从事口腔预防保健工作的专业人员有关。虽然每一位牙医在医学院都上过预防课程，也懂得预防口腔疾病的重要性，但是毕业后进入医院的各个专科工作，就连相关学科的工作都没份参与，更无可能有机会为患者制定包含预防保健内容的综合防治建议，加上定价低，患者多，使不少牙医不得不少说话多干活，不太愿意"浪费"宝贵的工作时间对患者进行预防保健的教育。

如果你访问过西方国家的牙科诊所，你会看到诊所虽然多为牙医个体开业的小诊所，可麻雀虽小，五脏俱全，不但有笑容亲切的前台，有配合四手操作的助理，还有一种国内没有的职称——牙科卫生士。她们多为女性，虽没有护士的资格，但也是受过专门职业培训后得到认定的专业牙科治疗师，作为牙医的补充。她们在诊所中担当着教育患者、传授牙科保健知识、为儿童提供预防处置，并为患者提供牙周护理等治疗的任务。有了这样的好帮手，牙医就可以从事更为专业的复杂治疗，医师、卫生士和助理形成有效的铁三角。在某些西方国家，你会在购物中心、超市门口那些人流较旺的地方，看见牙科卫生士开设的诊所，专职从事口腔预防保健以及某些牙周病的治疗。加上社区中无处不在的家庭牙医们在工作中总是会用更多的时间为患者释疑解惑，使得牙科知识在市民之中得到普及，或多或少具有正确的口腔保健理念，自然不会在就诊的时候表现出"不可理喻"的固执或"不听话"的现象。其二，由于西方国家看牙费用昂贵，大多数人选择购买商业牙科保险，而保险公司没有理由做吃亏的买卖，保险公司常会给予受保人一年两次免费检查和保健的优惠，无疑也是让市民们热衷于访问自己的家庭牙医保养牙齿的原因之一。遗憾的是这两个提高市民口腔保健意识和就诊热情的因素在中国几乎不存在，难怪中国的牙医们会如此困惑。但是，既然你是牙医，不论你有没有卫生士这样的帮手，通过对每一个自己的患者苦口婆心地宣教，不但行使了作为一个家庭牙医肩负的牙科预防保健宣教的职责，也一定会让你的患者获益良多，增强他们对你的信赖，愿意建立与你的长期医患关系。那个时候，恐怕你就会少很多埋怨，患者对你为他们精心制订的治疗方案就容易心领神会，医患关系也会变得和谐，牙科医疗服务也会变得更加有效。假如每一个牙医都成为正确口腔预防保健理念和知识的传播者,那将是百姓之幸,当然也是牙医之幸!

19. 牙科预防保健和治疗建议书

做什么事都得有个计划,何况是打理患者身体的一部分这么大的事情。我们每天的工作就是约见患者,热情相迎,招呼寒暄之后,就会转入正题:有什么可以帮你解决的?然后就是细致的检查,发现病症,除了说明需要用什么样的治疗方法解决病痛之外,也一定会对患者目前的口腔状态提出一些忠告,然后就是诊所的经理将一份标有明码实价的治疗方案送到患者的手上。在患者认同签字之后,这份方案就成了我们和患者之间的默契,也是我们开始为患者工作的依据。这份方案,就是指导我们每天为患者服务的治疗计划。

但是,作为一个家庭牙医,我们肩负的不仅仅是治疗患者牙科病痛的职责,同时也担负着为患者的牙齿提供预防保健和管理,并且每时每刻都在做着正确的口腔预防保健理念和知识的宣教推广工作。出于这样的理解,我将治疗计划称为牙科预防保健和治疗建议书。

为什么只是建议呢?因为牙齿是患者身体的一部分,常常是因为出现了病痛的困扰而来诊,希望得到牙医的帮助,至于怎么帮,患者是否认同,那得由患者自己来决定。在此之前,我们提出的意见就只能称之为建议了。

另外,医师如果只是仅仅有能力为患者解除病痛,那充其量不过是头痛医头脚痛医脚的角色。有能耐的医师会为患者分析病痛的前因后果,并且给出预防的良策。这也正是作为一名社区家庭牙医的重要职责。

遗憾的是,长期以来,作为患者一直处于医患关系中弱势的一方,有病才去医院见医师,而医师说不上三句半处方已经交到患者手上了,鲜有咨询和交流。那是错误的医患关系,绝不是家庭牙医的行医方式。比方说,每一个家庭都会有儿童和老人,假如家长带着孩子就诊希望补牙,难道我们仅仅就将龋坏的牙齿补好就万事大吉了吗?答案是否。我们的工作一定会包括诸如刷牙和牙线使用这些口腔卫生指导,也会纠正其不良的习惯,提出预防措施的建议等。如果面对的是一位老年人,除了解决牙科问题之外,也会推荐适合老年人消化的食物和如何增强营养以弥补口腔功能退化的不足。

家庭牙医和患者就是这样一种亲近和紧密的医患关系,说是朋友关系也不为过。彼此信赖,在社区维系长期依存的关系。这就决定了我们用心为患者解除病痛的同时,还必须成为患者全方位的健康管理者。这就是牙科预防保健和治疗建议书的含义所在。

20. 初诊不治疗原则,除非急诊

诚如我们已经知道初诊是需要时间的,医师和患者之间不是普通的买卖关系,不能一手交钱一手交货,而是在洗耳恭听患者的诉求,仔细寻找病灶所在之后,中肯地提出解决病患的见解,制订出合理的治疗方案。作为医师,自然希望患者能够尽快认同治疗的方案,及时地进入治疗程序。但是假如你换位思考,作为患者,要在那么短的时间里理解那些高深的医学名词,了解医师作出的分析诊断,以及接受治疗后会出现什么样的结果,谁都会一头雾水、紧张莫名的。患者是需要时间消化医师提出的治疗方案的,就如医师也不能仅凭患者的只言片语贸然作出诊断一样。

不说患者对于疾病本身需要慢慢认识,患者身处眼下人际关系紧张、医患关系堪称严峻的社会现实之中,医患双方中处于弱者一方的患者早已似惊弓之鸟,总会对医师提出的治疗方案多转几个念头的。曾几何时,在价值无法得到体现、只能求助于以药养医的医方,与饱受过度治疗、医疗费用节节攀升难以负担的患者之间,医患关系已经被推到风口浪尖,医患双方站在信用的两边,谁也不容易主动伸出手来。在这种微妙的时刻,退一步说不定就有海阔天空的空间。作为医师,不妨悠着点,将该说的说清楚,该写的写下来,该支付的提前告知,并且主动给予患者消化的时间,不要迫使患者在不对称的立场的情形中被动作出决定,这可能是医师最容易表达对患者的诚意的时候。即便患者不假思索,立即答应,也应委婉提醒患者还是回家和家人讨论,慎重考虑后决定为好。对于仍处于犹豫状态、举棋不定的患者,更应建议随时欢迎再次来诊咨询,或者访问其他牙医得到更多的专业意见。

作为医师,不打无准备之战。对一个首次来诊的患者,即便已经诊断清晰,治疗方案明确,但是尚缺治疗流程的优化,设备器材的准备,假如贸然进入治疗程序,表面看来似乎可以节省患者时间,但治疗过程中容易忙乱出错,因而影响治疗效果。再者,有可能打乱当天的工作安排,影响到后面预约好的患者的诊疗。一家追求良好服务的牙科诊所,应该尽量采取诊疗预约制,以利于医患双方的时间安排,提前做好诊疗的各项准备,这样定能在提高工作效率的同时,也能确保治疗效果。有些医师可能会认为,患者已经答应治疗,而且闲着也是闲着,即便后面还有其他患者,也不清楚是否一定会做治疗,还不如有做先做,入袋为安。这样做的结果,必然让医师处于匆忙上阵的风险之中,容易忙中出错,损及患者利益,也使自己的信誉受损,得不偿失。有些医师极力说服患者马上接受治疗,害怕患者回家后产生犹豫,或会反悔已经做出的承诺,希望尽快进入治疗程序,做成既成事实。这将会成为医患纠纷的导火索。试想患者回家后觉得这个治疗并非一定马上需要,抑或其他人提出的方案让患者感觉更有理,患者就会觉得医师操之过急,急于想挣他(她)的钱,造成医患矛盾。相反,给予患者足够的时间思考和消化,让其和家人或其他人士讨论后作出接受治疗的决定,常能形成良好的医患关系,也能让医师提前做好充分准备,从容优质地完成治疗,从而使医师和患者成为彼此信用的朋友关系。

但是急诊除外。前台在和任何一位患者预约时最好都要告知，将有可能占用他们的时间为需要紧急处置的患者服务，这句话应该写在患者的预约卡上。优先处理急诊患者，是医师行使人道主义的义务所在，即便免费也应全力以赴。对此，相信其他的患者也能理解和给予配合的。

21. 让患者自己作决定

我们已经聊过初诊时咨询的重要性。牙医花费时间为患者提出全面的牙科预防保健和治疗建议之后，并且遵守初诊不治疗原则（除非急诊），给予患者充裕的时间思考和作出判断。那是因为牙齿是患者身体的一部分，并非我们自身的物件可以随意支配。医师的职责是发现病患，提出合理的建议，**解释清楚治疗方案所期望达到的疗效和不治疗的后果，剩下的需要**交给患者自己通过思考，再咨询，并结合自身的支付能力后作出决定并在建议书上同意签字。到此为止，我们提出的建议才可称之为治疗**方案或计**划书。

患者访问诊所，见了医师，彼此有了初步的交流，只要没有认同医师提出的治疗建议、没有正式进入治疗程序之前，原则上还都不能说已经形成了医患关系。医患关系必须是一种双方选择。患者有权访问其他的诊所听取不同医师的见解和比较收费等差异，但医师无权在没有得到患者授权的情况下进行治疗。同样道理，医师可以拒绝患者不合理的请求,比如不符合适应证的治疗要求。甚至诊所也完全可以将不诚实不守信,总是影响其他患者利益的患者从诊所的患者名单中清除出去。

面对医师的专业优势,患者完全处于弱势的地位。不管医师花费多少时间解释,患者不可能完全明了,如果当场就要在半知半解、犹犹豫豫之中被迫作出决定,实在是一种煎熬。仁慈的医师会尽量缓解患者的压力,总是给予患者更多的空间来思考,也能打消患者第一次看诊立刻就要"上刑场"那般的对治疗的恐惧。而且,我们也不清楚患者的财务状况和支付能力。我们不能简单粗暴地对患者说,谁让你有毛病,看病花钱是天经地义的事情。

作为患者,出于对疾病的认识不足,不一定马上会认同医师提出的见解,他们可能需要时间消化。如果他是一个担当要职的人,他还必须在工作责任和自身病痛之间作出抉择,决定一个对工作影响最小的日子接受治疗。也有的纯粹出于担心或恐惧而无法对医师的方案做出回应。如此种种,都应耐心等候患者的决定,并尽可能寻求与患者多次交流的机会。

我们时常在各种诊所管理类的交流活动中聆听某些医师有关医患关系和沟通方面的高见,比如其中有大胆提出诱导消费的理论。其核心内容大致是:只有医师是专业人士,只要医师认为提出的方案对患者有利,就应循循善诱,通过各种手段或道具,达到快速让患者认同的结果。与此相呼应,市面上各类直观展示病变的设备器材如口腔内镜以及各种多媒体医患沟通软件应运而生,牙医口才训练班到处都是,无非是将患者当成医师的利益来源,通过集中炮火猛攻，各种辅助工具齐备，非让患者当场答应接受治疗不可。结果有些患者治疗当天回家后就反悔，第二天就和家人前来质问诊所，弄得不欢而散。更有甚者，某些诊所将牙科治疗当作产品销售，聘用能说会道的俊男美女，在经过所谓的专业培训后委以医疗顾问的职位，先于医师接诊患者，口舌如簧地推销所谓的治疗计划，然后由医师操刀实施。这不可不说是医疗界的丑恶现象，患者的悲哀。

22. 治疗后的叮咛

家庭牙医与大医院和专科牙医的不同之处，是其作为很多家庭的保健医师，不管是日常的牙科保健理念的分享和不良卫生习惯的纠正，还是出现病痛时的治疗，更多的还有定期复诊时的护理和咨询，都必须面面俱到。除了个人隐私不便打听之外，彼此之间早已颇为熟悉，较之医患关系，称其为朋友关系并不为过。

只要时间许可，我总会将访问我的患者送到诊所门口，在等电梯的当口握手道别。前台也已经养成习惯，在患者支付费用之后将要离开之前，总会进来知会我一声，是否还有话要和患者交代。即便是刚才已经在治疗后交代过用药等的注意事项，只要没有工作在身，一定会再次见一下患者，除了重复术后的叮咛加强印象外，还会做一件我认为非常重要的事情，那就是确认患者已经知道医师的紧急联络电话，再次告诉他只要有任何异常情况，不管是否休息时间，即便是深夜也只管给医师打来电话。有很多医师喜欢让前台在治疗的次日打电话回访患者，这可能也不失为一种对患者负责任的方式，但是医师亲自的术后叮咛，亲自告知患者医师的电话号码，让患者在出现任何异常情况的时候都能及时联系到医师寻求帮助，这一是让患者心里安心；二是能在出现意外时及时得到患者的反馈并有机会及时补救，以免发生深刻危机；三又省掉了次日不了解诊疗内容的前台人员程式化的回访，避免打扰患者的宁静。

我观摩过一些诊所的员工培训，讲者参照商家服务顾客的形式，言必尊患者为上帝。也有医师不服，认为提供医疗专业服务解除患者病痛的牙医才应该是上帝。我以为都不太自然。真如家庭牙医的定义，在家庭般的氛围中，哪来的上帝仆人之分，有的只是相互依存的朋友关系，做医师的只在工作中专注认真，战胜疾病，而在看诊之余，就是和患者一般的常人无异。面对朋友般的患者，医师自然应当发自内心关怀患者，小心呵护医患关系。在患者离开诊室前，对患者多一遍叮咛，诚心让患者知道在有需要的时候能够及时找到医师和得到帮助，这必将使患者感觉到医师的存在就在身边，是随时可以依赖和获得帮助的朋友。这样的医患关系，不正是医师和患者都需要的吗？

可能有些医师觉得已经在治疗过程中或治疗后给过患者提醒不必再次叮嘱，或者习惯于助手代劳这些琐事。但我以为可能就是通过这些细微之处的关怀，使得一般的医患关系生升华成了朋友关系。

23. 及时介绍专家

以前在日本留学的时候，每周都会跟着教授出门诊。几乎每天都会在病历中看到诊所医师写来的转诊介绍信。教授处理完一些棘手的治疗，照例也要给诊所的医师们写信回复，告知患者已经接受了哪方面的治疗及其结果，并将患者转回诊所继续治疗云云。有些时候，我也为教授代笔回复，以减轻教授繁忙的工作。我工作的医院也有牙科全科诊疗服务，但对于转介来的患者仅仅给予专科的治疗，从没见过推荐患者留下来做其他一般的治疗。而作为患者，似乎也少见抛弃原来的主诊医师要求在大学医院接受更专业的治疗的，他们都很听话地带着医院的转诊介绍信重新回到原来的诊所就诊。转诊来的诊所，不少是教授的学生毕业后或离开大学教职之后私人开设的，他们在日常的全科治疗中，难免会遇到一些头痛的病例，或者诊所的条件无法开展的治疗，需要转往他们信赖的专科医师那里进行进一步的治疗，而大学附属医院的医师，大多拥有专科医师的资格，他们每天接诊的患者中有相当一部分都是由各个诊所介绍转诊来的。他们得心应手地处理那些诊所医师难以胜任的病患，但绝不会在患者面前有丝毫卖弄，而是恪尽职守，专注于专科诊疗，在完成治疗后不嫌麻烦地亲笔写转诊介绍信再将患者转会原来的诊所。在北美，在欧洲，在很多的国家都有类似的转诊制度。

从前文有关西方牙医的成长之路中我们已经了解到,牙医的绝大部分都是面向社会基层的家庭牙医,他们多自行开业,从事着繁琐但相对简单的基本诊疗和预防保健服务。他们之中只有少数人通过更专业的学习和进修,并在通过了专业考试之后获得专家的资格,成为一名名副其实的专家。这些专家或供职于教学医院,或自行开设专科诊所,每天接受着慕名而来的各地患者和相熟的全科牙医转诊来的患者。他们和全科医师的关系就像鱼水关系,彼此尊重诚信,互为补充,并存于牙科医疗服务体系,共同追求医疗服务品质的最优化。

作为一名全科牙医,根据自身和所在诊所的实际情况,应该正直地向患者坦诚自己专业上的不足,介绍患者前往经验更丰富的专家那里就诊以期得到更完美的疗效。而绝不能顾及自身面子或追求更多经济效益,在患者面前夸大自己的能耐,盲目作出承诺,最终可能事与愿违,损害患者的利益,甚至因治疗失败造成医疗纠纷。

由于中国尚无全科医师和专科医师的界定,所以也不可能形成两者之间有效的转诊制度。只能依靠医师们从自身的专业取向和职业道德以及社会良知出发,问心无愧地面对患者,为了患者的利益及时地介绍专家,这样非但不会伤及医师的面子,反而会让患者感受到医师的友善而更加信赖你。

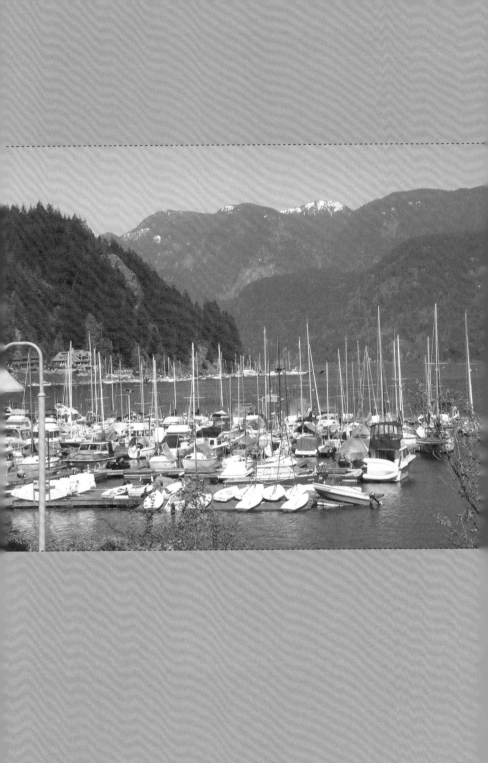

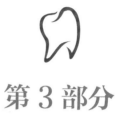

第 3 部分

多学科综合规划，预防
保健优先，集中高效优质治疗

24. 像内科医师那样采集病史

前些时候遇到同为开业牙医的同学,聊起一次差点失败的种植修复治疗,懊悔因为没有在术前详细询问病史,没有了解到患者患有骨质疏松症,多年来一直使用某种抗骨质疏松的药物,而这种药物在停药 6 个月之内会引起植入上下颌骨内的种植体周围快速骨吸收而可能使治疗失败。

这是一个特例,却引出一个问题,我们要怎样采集病史?

很多牙医以为只有对需要住院接受手术或患有复杂内科疾病的患者才应仔细询问病史,常常在牙科门诊治疗前只作是否血压高、有无药物过敏之类的简单询问。那些在综合性大医院牙科专科门诊工作过的牙医更是"有恃无恐",即便患者出现全身状况,也会有其他科的医师前来救驾,往往只专注于牙科的治疗,有时候连询问简要病史都省略了。

这不能不让我们警惕,因为这样会让我们的患者,同时也是让我们牙医自己承担极大的风险。时常听到这样的通报,因为没有仔细询问病史,发生了漏诊和误诊。更因为没有完整采集既往病史,发生了术后感染和出血不止。更可怕的是没有及时了解患者的药物过敏史,造成过敏性休克危及患者生命! 其中血的教训深刻,每一个做医师的必须警醒。

　　牙医作为一个医师,工作环境常局限于诊所这样的小环境,医疗设施不全,在出现全身性并发症或其他紧急状况时常常孤立无援。但是,对于患者来说,他访问的是一个正规的医疗单位,不但希望得到病痛的诊治,更是把身体的安全全部托付给了医师。作为医师,你必须对患者的全身健康和安全负有百分之百的责任。因此,我们只有从源头开始防范风险,从初诊时的询问病史做起,像内科医师采集病史那样耐心细致,在咨询中穿插现病史和既往病史、用药史和过敏史、受伤史和手术史等等的询问和详细记录,以供制订治疗方案时的参考。

　　尤其对于需要拔除牙齿或需要手术的患者,更是需要反复询问是否有心血管疾病、血液病(如血友病)、糖尿病等系统性疾病及用药情况详加询问,在不能确定的情况下一定要建议患者前往综合性医院进行全身检查后再行牙科治疗。

　　有些牙科诊所的病例首页可能因为篇幅的关系,都只对一些常见的疾病和是否有过敏史等做出简单的提问,由患者自行打勾。这是完全不够的,而是应该由医师详细询问的同时由医师作出判断,最终在患者确认后由患者签字。并且对间隔较久复诊的患者追加询问这段时间的病史和用药情况,以避免出现病史的遗漏。

　　仔细询问和记录病史是初诊的一项极为重要的工作。假如说一般咨询交流是了解患者的来诊目的和对治疗结果的期待,以及增进医患双向了解是对患者思想的了解,询问病史就是对患者的全身状况准确把握,是对患者身体的全面了解。没有对病史的详细采集,即便局部的牙科治疗方案制订得再合理,也有可能在实施的过程中充满风险,并有可能造成患者无法挽回的损失和让医师的信誉受到伤害和付出难以承受的代价。

25. 初诊怎样做检查?

同行们看到这样的题目,也许会不以为然,不会做检查还能做牙医吗? 但我觉得恐怕不会或不认真做初诊检查的牙医还不在少数,不信你接着往下看。

初诊,就是意味着第一次接触患者,你对他(她)的状况一无所知。在你和患者做了沟通,大致了解患者来诊的目的之后,你是立即让患者躺倒在牙椅上张嘴吗? 非也,首先你是应该坐在患者的正面,面对面地正视患者的面容是否对称,可以让患者笑一笑以观察笑线的水平、露齿的多少、牙齿的表面形态和色泽、中线是否对齐。通过缓慢开闭口可以观察到下颌是否存在偏移。然后你移步患者的侧面,从侧面看一下鼻尖、嘴唇到颏部的连线是否形成一定的角度,由此大致判断上下颌骨有否前突或后退。对于开闭口下颌偏移的患者,不要忘了用手指感触开闭口时颞下颌关节的动度和听一听是否有弹响。张口检查牙齿时,首先观察咬合关系和牙龈形态,是否肿胀充血,牙结石附着及软垢色素附着程度。进而检查牙列是否完整,牙齿形态色泽以及是否有釉质发育不良或龋坏情况,牙根有无暴露,是否有牙颈部楔形缺损,牙齿磨耗情况,进而按顺序使用探针逐个检查每个牙面有无龋坏,对敏感牙齿者另需冷风刺激试验、光照排除隐裂等步骤。此外,整个口腔是否有黏膜病患,唾液分泌情况以及颊舌黏膜是否有白色斑片或咬痕等也需观察。遇有牙周病变患者,还需施行牙周袋深度探查并做好记录。在牙医为患者检查的过程中助手应该准确细致地做好记录。

除了口腔内外的检查,还应建议患者拍摄全景 X 线片,并建议每两年定期拍摄以做比较。通过 X 线片,能够直观地了解骨线下移和牙根周围形态、是否做过牙髓治疗、根充是否到位、修复体有否悬突、根尖周围是否存在炎症等,并能和患者一起读片和形成互动。对于齿槽炎症并已经形成瘘管者,常需插入牙胶尖探查并拍摄 X 线牙片确认深度和来源。

如果患者有牙列不齐、咬合错乱或美容方面的诉求,建议取印模制作研究模型以便口外分析。

除此以外,还有用于儿童牙齿表面的菌斑染色试验、判断牙髓活力的电活力试验等其他辅助检查程序。对于口腔已有修复物的场合,还要仔细检查修复体是否存在不良状态,是否存在继发龋坏或损坏,并对修复体的种类和现状记录描述。

对于一个初诊患者,这些检查必不可少,并通过详细记录检查所见,附上 X 线和其他辅助检查,以及配以患者的个人信息和病史采集等资料,才组合成为完整的初诊病历,成为治疗的依据和以后复诊时比较的原始资料。

初诊检查就是这样,是需要花费医师时间精力和准确无误地完成的,没有5~10分钟我不相信你有本事完成这样的初诊治疗。初诊检查中任何错漏都有可能给医师以误导,从而让牙医作出错误的判断,实行错误的治疗,其结果不言而喻是可悲的和不可原谅的。

26. 洁牙的妙用

洁牙既是预防牙病的保健手段,也是对牙周病有效的治疗方法,易于为患者所接受,且有立竿见影的效果。我们经常会看到有些患者面对牙医花费很多时间和心力制订的治疗方案犹豫不决,或是对方案的疗效尚不放心,更多的是对治疗中可能出现的疼痛心生恐惧,还有的对计划付诸实施造成经济上大出血踌躇不前。此时此刻,你该怎么办? 对于那些直奔主题想要尽快进行治疗的牙医和对治疗充满恐惧的患者来说,洁牙是再妙不过的缓冲。

有别于西方国家有牙科卫生士专职患者的预防保健和牙周治疗,中国的牙医没有那么好运,本由卫生士担当的工作都必须有牙医来操作完成。但这也并非坏事,正好让牙医可以从洁牙开始,有机会让牙医在患者没有过多抵抗情绪的情况下逐个仔细地多检查一遍牙齿,以此更加全面地掌握患者的口腔卫生状况,并有了更多的时间延续和患者之间的医患交流。

在中国做牙医,有时候会遭遇一些貌似具有绅士气度的成功人士来诊,但是询问之下竟然不知洁牙为何物,或者一大堆不知道从何处听来的诸如洁牙会伤牙倒牙(酸牙)的谬论的时候,一点都不奇怪,这都几乎成了国情了。也正是因为患者中有很多人抱有类似的错误观念,使得我们可以通过洁牙这一把钥匙来打开患者的口腔健康之门。

试想长久或者从来没有洁过牙的患者,有几个没有大量牙结石和色素沉着并伴有牙龈出血的呢。通过牙医细心而有效的洁治,让被牙石牙垢和色素覆盖的牙齿得以重见天日,任何一位患者从镜子里看到自己的牙齿恢复往日的光彩,都会由衷地赞叹的。这是一个医患内心的喜悦共鸣的时刻,也是医患关系靠近的契机。患者只需要承受小小的紧张,不会有身体的任何损伤,个把小时就能让自己的牙齿焕然一新,期间还有医师的循循指导,起码对牙齿保健的理念会有一次很好的更新,从此可能会反思自己固执已久的错误观念。

洁牙的过程,当然绝非医师仅仅对牙齿机械的清洁操作,而是与患者分享正确的牙科预防保健理念和传授常用口腔护理知识的大好时机。医师在整个洁治过程中埋头工作、一言不发是难以想象的,也是绝不可取的。通过洁牙,患者会了解菌斑为何物,牙结石是怎样形成和危害牙齿的,以及牙周病的成因等,牙医可以让洁牙的过程在不经意间变成一堂牙科预防保健课。也许,洁牙的经

济效益与医师付出的辛劳可能不成比例,但却能赢得机会,使患者
认识你,感受到你的细心、你的严谨和你的亲和力。永远不要埋怨
患者的无知,也不要责怪患者将医师的好意当作耳旁风,那只能说
明你还没有对患者尽到教育的责任。如果一位患者在一年内不止
一次地访问诊所定期接受你为他(她)做牙齿清洁护理,就基本上
让患者领悟到了牙科保健的精髓,那是牙医的最大成就。可以想
见,你的患者还将代替你行使你的部分职责,将会同他周围的亲友
不断分享你曾教给他的理念和知识,成为星星之火。如果你有几
百个这样的义务宣传员活跃于社区,那必将成燎原之势,使你拥有
最忠实的患者人群。

27. 保存和拔除之间

有一次前往访问某地一位知名的牙医,看见大量被拔除的牙
齿存放在数个巨大的玻璃瓶中,放置在诊所显眼的位置,彰显该诊
所悠久的历史和牙医的劳动成果,也能吸引患者的眼球。久而久
之,"某拔牙"的称号在当地不胫而走。不过牙医被赠予李拔牙王
拔牙称号的时代已经过去了,现在不会再有以一生中拔除多少大
瓶的牙齿而自豪的牙医了。在我做牙医学院学生的年代,口腔外
科曾是备受向往的专科,因为曾在附属医院实习时见识过带教老
师示教将埋伏在骨头里的阻生牙拔除的手法实在神奇。也是那个
年代,烤瓷冠桥还没有被引进到国内,牙科修复的主角还是用号码

标示的活动义齿,修复科简直就像婆婆妈妈的活动义齿科。甚至在整个大学期间,只学过前牙的根管治疗,至于后牙的牙体病变,皆以干尸(髓)术对付。后来有机会到国外留学,还记得在医院里看见比我年轻很多的牙医都会做后牙的根管治疗,简直羞得无地自容的情景。

但是 30 年以后,保留牙齿的办法变得很多,后牙根管治疗已经成为牙体治疗的常规,不要说残冠,即便是一条残根,也有办法在牙髓治疗后在根管内打入各种材质的桩柱形成桩核,成为稳固的基牙。如今,几乎每个月都会有教你根管治疗的技术培训,各种备根的器械层出不穷,充填材料五花八门,牙胶由冷到热一应俱全。在根管治疗后,加固牙根的技术也已日益成熟。从金属铸造的移动桩,到坚固难折的纤维桩,无不成为牙医保存牙齿的良策。这不能不说是患者之福。尽可能保存牙齿已经成为牙医的主要任务。

但是应了风水轮流转那句老话,如今随着种植牙技术的推广,业界竟然又掀起了一阵拔牙风。本来,种植牙技术对于牙齿缺失的患者无疑是一个福音,使得众多的缺牙患者又能拥有梦幻般的第三副牙齿。种植牙治疗经过数十年的发展,早已不仅仅限于单颗牙齿缺失的修复,已经发展无牙殆的全口种植固定修复或在种植体基台上进行覆盖牙齿的修复。

最近在学会上时常听到即拔即种的新技术,即在拔除患牙的同时即刻植入牙根的替代品,并形成所谓的理论:在牙槽骨尚未大量吸收,患牙尚未完全松动之际,及时拔除患牙,代之以使用人工种植体修复缺失牙齿。可惜这样的新技术有被滥用和过度治疗之忧，我曾接诊过不少毫无松动的残冠和残根却被建议拔除后种植牙修复的病例。

牙齿的保存或拔除，似乎经历了一个轮回，到底应该如何判断取舍？这已经远非一个技术问题，而是对牙医良心的拷问。

不可否认，牙科新技术以及新材料的推广，常和牙医的经济利益有关。如今新的技术和新的修复材料已经过多地被牙医当作卖点向患者进行推介，成了某种获取更高经济回报的工具。行业内的人士应该都还记得，从 80 年代一窝蜂地流行光固化树脂补牙，到烤瓷冠修复风行全国，到如今把种植牙当成招牌，本来是有益于治疗和修复的一项项技术革新，也让患者有更多的选择，结果却成了某些人利之所趋、急功近利的产物。我们扪心自问，假如牙体保存技术如根管治疗这种体现牙医功力同时耗费心力的劳动价值得到拨乱反正，其收费相当于种植牙费用的话，你是否还会建议患者将本可以保存的牙齿拔除后种植修复？

28. 根管治疗即刻根充技术

根管治疗就是为患病的牙齿打入钢筋水泥，并以此为基础建造大厦。所以说不论前牙后牙的根管治疗都是任何一个全科牙医必须掌握的。

如果适应证许可,根管治疗的即刻根充好处太多,在很多国家是开业的全科牙医的首选。但是,奇怪的是在国内却少有牙医这样做。很多年前,在我访问美国时不巧突发牙髓炎紧急访问一位开业的牙医,年纪轻轻的她仅用不到一个小时就为我完成了下颌第二磨牙的根管预备和即刻根充补牙。多年后拍摄 X 线牙片所示根充状态堪称完美,曾赢得国内的牙体牙髓科专家的称赞。我曾当面问过主诊牙医美国的牙医为什么不分步治疗,结果被反问,打一次麻药可以解决的事情为什么非要麻烦患者来几次? 一时语塞。后来我查阅了很多国内外文献,发现大多数报告称即刻根充效果更佳,更少术后疼痛反应。回国后成为一名全科牙医,根管治疗成为日常诊疗工作的重点,其中起码有 1/2 都是即刻备根和根充,预后良好,曾在学会多次和同行交流过。而且在此基础上发展成根管治疗即刻根充及备牙一气呵成。这样做的好处是不但使工作效率大大提高,更让患者的复诊次数大为减少,少受很多罪。

什么情况下适合于这样做? 根据我的理解罗列如下:牙髓炎;深龋出现明显牙髓症状者;死髓牙或牙髓治疗不到位而无根尖病变者;慢性根尖病变无急性症状者;牙折,牙体较大缺损或有隐裂者;现有修复体残旧,伴有大量继发龋坏者;特殊情况下美容修复需要者,等等。简言之,无急性根尖周病变者大多数可行根管治疗即刻根充。

但是,是否行根管治疗即刻根充术,有时候并非受限于技术的制约,而是医疗服务模式和保险体制。在没有国家医疗保险的美国,这一技术几乎成了全科牙医的常规治疗方法。而在同为西方发达国家的日本,全科牙医几乎都将根管治疗当作疑难杂症,非得经过多次甚至更多次根管治疗预备和换药暂封后完成。究其原因,是因为日本的全科牙医多被称为保险医师,即为国家的医保系统打工的,每天看越多的患者,患者预约的次数越多越有利于医师的收益!而国内公立医院里工作的牙医们,面对诊室外众多排着队焦急等待治疗的患者们,不可能将每天有限的工作时间仅仅用于少数几位患者的治疗,因此多采用优先缓解病痛、分次治疗的方法,这也是实际而有效的诊疗模式。

但是私立牙科有自己清晰的市场定位,并以优质服务和高效率取胜。而全科牙医具有制订治疗计划并综合实施的能力。另外,实行预约制的私立牙科诊所能确保时间实施综合治疗方案,而不会妨碍其他患者的就诊。

所以,包括根管治疗即刻备根后根充在内的牙科治疗方案的综合实施绝非急于求成,而是减少患者复诊次数,减轻患者痛苦,节省医患双方时间,提高治疗效率的好方法。但是,这需要在治疗前,医师应根据病情制订治疗方案,并向患者详尽说明治疗过程,使患者有足够的思想准备,尽可能预约实施。另一方面,医师和助理必须在治疗前做好各项治疗的准备工作,保证治疗按计划有序和高效地进行。

在根管治疗的实施过程中,必须保证术前、术中根管插针以及根充后三张 X 线片拍摄以确认根充效果,同时也作为病历资料的一部分妥善保存。

29. 把根留住！——桩核技术

牙齿失去了牙根，就成了空中楼阁。而保存完好的牙根，却能在此基础上建成大厦。现在的牙医，受益于经济发展带来的科技革新，用于牙科医疗的新设备、新器械、新材料层出不穷，引发牙根保存技术的革命，使得牙医的梦想得以成真，能够把患者的牙根留住。就连以往以拔牙为职业的口腔牙槽外科医师，也开始转行做为患者植入人工牙根的工作，为患者创造上帝能力之外的第三副牙齿。

在牙科门诊的工作中，隔三差五就会遇到牙根出现状况的患者，或牙根炎症，或牙齿折断损及牙根，或因根管治疗效果不良形成脓漏，常使我们在保留牙根还是拔除之间颇费思量。有时候也会遇到"爽快"的患者，主动要求拔除"毫无希望"的患牙。但是，牙齿作为身体的一个器官，绝不能贸然决定摘除了之，保留每一颗患者自己的牙齿哪怕一条牙根，就是保留一个活生生的器官，除非万不得已，绝不轻言放弃。

有了如此信念，就能想出很多保留牙齿的办法，哪怕牙齿只剩一条残根。想要保留牙根，首要工作是根管预备和彻底清洁，然后给予严密的根管充填。然后使用桩核技术，在根充后的根管做桩加固的预备。传统采用铸造方法制成与根管密贴的金属桩，可以单根,也可以是用于后牙根管的多方向移动桩,并常常是桩和桩核一起铸造,形成合适的基牙形态,以此使得残存的牙根得到极大的加固,使其在冠修复后能够承受较大的咬合压力。由于金属桩需要取模和翻制石膏模型、送技工所铸造加工、费时费力,而且有研究表明较容易造成根折的缺点,目前临床上逐渐流行采用白色的纤维桩作为修复残根的新材料。这种纤维桩多为预成品,可通过光固化粘接剂粘固在预备好的根管中,还可使用树脂堆积成型,形成坚固的内核,一次就能完成从根管治疗的即刻充填到根管内打桩和制作桩核的工作,大量节省医患双方的时间。尤其对于前牙受损的患牙,因纤维桩和树脂容易塑形以及不会透色的优点常作为全瓷修复首选。即便是牙折至牙龈下方的,只要残根尚稳固,同样可以以此类推,运用桩核修复技术,只是需要在接触牙龈创面处注意选用贵金属类或全瓷桩核等生物相容性稳定的材料。通过大量的临床实践,根管内打桩技术已经是成熟而有效的修复残冠残根的手段,不失为保留牙根的一个好办法。

但是,保留牙根的治疗,也常需配合包括牙槽外科手术,比如对伴有根尖病变的牙根区行搔刮术,甚至截断牙根的根尖部分,有时候还需要在骨缺损的区域填入骨粉以诱导新骨生成。同时更需要有牙体牙髓科和修复科等综合技术的运用,需要较长的工作时间和极为细致的治疗,也可能会面临失败的风险,需要术前和患者做好沟通,获得患者的认同之后实施。获得成功的话,则能不留遗憾,给患者很大的心理安慰,即便不能永久保留,也能让患者感受到医师的诚意和专业精神。

但是,眼下很多本来可以治疗修复的残冠残根,或因为牙医的认识不足,或因为技术有限,或因为治疗"价值"不高,不断成为拔牙钳下之鬼,成为牺牲品,不能不为此感到遗憾。

30. 深入浅出——深洁治,浅龈袋

但凡定期访问牙医得到牙齿和牙龈护理的朋友,就会甚少受到牙周疾病的困扰,牙齿稳固,享受美食。而且总以一口洁白的牙齿、清新的口气,在社交场面增添很多自信。这在西方社会早已成为共识。

但国内的患者却普遍对定期访问牙医心存疑虑,止步不前。诊所每 6 个月定期通知患者复查和保养牙齿,常常得到患者以各种借口告假,最终错过只需护理就能解决问题的良机。结果,不少患者只要来诊,必然是带着牙齿和牙周的病痛而来,尤其每当看到患者牙龈红肿出血,甚至牙周脓肿形成需要手术切开的时候,难免为之遗憾。

在大多数经济发达的西方国家,百姓对于牙科定期检查和护理早已深入人心,就像每天都要洗脸刷牙一样自然。诊所当然都会对患者定期复诊设置提醒,会定期提前以各种方式提醒患者。而患者也会在他们的记事本上早早留出时间,其重视程度绝不亚于要去见一个重要的客户。这是我在国外生活时的亲身经历,在我孩子才三岁多的时候就收到社区的家庭牙医发来牙科检查和清洁牙齿的通知,这是西方社会的常识,也是儿童第一次接触牙医的时候。牙医或者牙科卫生士在给孩子做了全面的口腔检查之后,一边表扬孩子的牙齿如何漂亮,一边就用橡皮轮抛光清洁牙齿。末了,还会送上一个可爱的小玩具作为奖励。那是一次让孩子认识牙医,同时让她心花怒放的开心经历,从此,牙医就成了她的朋友。中国的患者为什么害怕牙医?除了以前的生活水平和教育不足之外,医疗体制和医疗资源分配的严重缺陷是最大的原因。社区缺少被患者视为朋友的家庭牙医,人们只有在有了牙病后才去大医院就诊,得到的也只是对症治疗,而非耐心细致的咨询和预防指导。基于同样原因,中国的牙周病发病率是世界最高的,几乎任何人都或多或少受到牙周病的困扰。而牙周病乃是引起牙齿早起缺失的最大原因。

面多众多的牙周病患者,难道还有比定期牙周深层洁治和牙龈护理更有效的办法吗?在我制订的牙科方案中,只要不是不得不紧急治疗的疾患,必定将牙周洁治放在首位,并且明确告知患者牙科治疗必须从牙周治疗开始。通过一两次的牙周洁治,患者常能得到立竿见影的效果,治疗后不久来复诊的患者会高兴地告诉牙医,牙龈不出血了,牙齿干净了,口气清新了。这个时候,作为牙医,我们常在测量患者牙周袋的时候得到更大的惊喜:牙龈红肿消失了,牙周袋变浅了,有些成了浅龈袋!这对牙医和患者来说,都是无比开心的时候。

牙周洁治,包括深层洁治刮治,唯一的目标就是让受染的牙周组织得到清洁护理,得到恢复重建,从而令牙周组织拱卫的牙齿获得足够的支持。牙周治疗和护理对于全科牙医而言,是伴随患者一生的牙科健康守护。假如你缺乏对患者牙周定期护理理念的教育,还没有很好掌握牙周治疗和护理的各项技术和操作,那你一定不是一名称职的全科牙医。

对于已经患有较为严重牙周病的患者,牙周治疗应该循序而进,切勿操之过急。比如患者龈上龈下结石都多,不妨先易后难,使患者有一个适应过程。对于牙周袋较深的病例,忌即刻使用抛光膏抛光,以免异物在牙周袋内残留增加感染的机会。对需要施行牙周手术的患者,应在深部洁治后数月,待牙周组织得到恢复后进行为佳。现在牙周治疗的手段随着镭射治疗仪器的开发应用变得越来越多,使得牙医有了更多的选择,同时要求牙医不断学习并时常和患者多多分享。

31. 众志成城——牙周夹板

成年人的牙齿,就像一队士兵,行使着各自独立的功能,又彼此依靠,几十年忠于职守。但是经历磨耗、疲劳和疾病,难免会发生动摇,有些同伴甚至会倒下。不少患者因为饱受牙周病的困扰,成排牙齿松松垮垮,尤其在进食时牙齿随食物起舞。面对这样的情形,牙医也常常束手无策。

虽然有不少包括种植牙修复在内的治疗方法,但常要拔除患牙,这需要患者痛下壮士断腕的决心和支付得起高昂的治疗费用。

我曾在临床中面对不少这样的病例,总会因为患者无助的表情和难以承受高昂代价而于心不忍,难以提出需要患者痛下决心的治疗建议。有时候我们制订一份治疗方案,并非总能够做到一步到位,而是经常采用迂回的战术,先建议使用保守的治疗方法。这样能让患者心理上得到缓冲,并且让患者能够逐渐接受将要失去许多牙齿的残酷现实之前,能有一个尚能行使牙齿基本功能的过渡时期。而你的好意有可能会换来意想不到的好效果。

基本上来说,重度牙周病的牙齿松动是因为支持牙齿的周围组织发生病变造成牙槽骨不可逆的吸收破坏造成的结果。首先我们需要考虑尽可能地去除造成牙周病的病因,尽可能彻底地清洁牙齿周围的组织,以期消除炎症对牙周组织的进一步损害和造成创伤咬合的危害。遇有极度敏感或已经造成逆行性牙髓感染的牙齿则可以行根管治疗。然后通过牙周夹板给以数月的临时固定,并给以适当的咬合调整。由于新材料的层出不穷,进行牙周夹板固定的方法有了很多选择,已经告别了钢丝结扎的旧方法。我常使用一种由光固化树脂制成的软纤维条,可以自由裁剪长度,并有相当的黏性,容易粘接于牙面,使用光照快速固化而使松动的牙齿得到迅速固定。因其颜色与牙齿接近,容易调改和打磨抛光,美观程度高,很容易为患者所接受。一旦形成牙周夹板,马上能让分散的力量众志成城,让患者重新体验到久违了的进食乐趣。很多时候,经过数月的如此固定,即便拆除纤维固定物,牙齿的松动度也会得到了明显的改善。此外,连桥也不失为另一种牙周固定的有效方法。适用于已经有少数牙齿缺失同时邻近牙齿需要根管治疗的牙列。我曾遇到不少初见面时几乎就想放弃治疗的严重牙周病患者,口腔卫生状况极差,个别牙自动脱落,残留的牙齿也都伴有脓漏和松动,但是在拔除个别牙齿、对一些牙齿施行根管治疗,以及彻底的牙周治疗后,在残存牙齿基础上用临时桥修复,数月后再给予正式桥修复。经过五年随访和定期清洁保养,皆有上佳疗效,X 线片复查不但骨线不再下移,骨破坏区都有新骨形成。有时候看似简单廉价的保守治疗方法,只要运用得法,恐怕其使用寿命会远远超过你和患者的想象。

保存牙齿无疑是牙医最大的使命,并会给患者带来心理上的很大安慰。即便临时的牙周夹板固定无法维持很多年,但必能让患者有足够的时间自我调整好心态,逐渐接受拔牙后修复的建议。

希望你在因牙周病造成松动牙的治疗中能够尝试牙周夹板的多种方法,给予患者简便廉价但是有效的帮助。

32. 临时修复并非临时

多年前有一位前牙缺失戴着几乎将邻牙弄断的活动义齿的患者让我印象深刻,初诊时他未等我询问,劈头先问:治疗中能不能为我装上临时牙齿? 得到肯定的答复后竟然欣喜若狂,告诉我说,几年来看过几家医院,都说治疗过程中只能让门牙缺着,因为担心无法见人,只能隐忍至今,直到不可收拾。这使我结舌,也令我为患者的困惑倍感羞愧。

我曾在多个学术会议上和同行们分享过治疗过程中的临时冠桥修复的很多病例,并曾大声提出:牙医的使命就是让患者在任何时候都有牙齿使用!临时冠桥不但能够暂时满足患者起码的美观要求,更是涉及美观修复方案设计的关键步骤。就以前面提及的患者为例,因其缺牙区骨缺损严重,且邻牙均有牙髓病变需要根管治疗,冠桥修复就成为首选方案。在治疗前,通过研究模型分析和在模型上设计模拟修复后转移至患者口内,使患者提前看到修复后的牙齿形态和排列的效果,就会令患者大为放心,坦然接受治疗。在此基础上一次性根管治疗以及冠桥预备后立即给予临时修复,以希望帮助患者度过治疗阶段的艰难日子。但是很多患者在戴上远较旧义齿美观结实的临时牙桥后竟然欣喜不已,效果超过预期。可以想象,接下来的治疗一定非常顺利。

除此之外,临时冠桥还有其他诸多功能,比如能够保护牙体,防止牙折,尤其是备桩后形成的牙体薄壁;能够恢复牙齿牙列外形和部分的咬合关系;维持牙间距离和颌间距离,利于正式的修复体就位;也有利于牙龈创伤的愈合和炎症性牙龈恢复正常,并使其形成良好边缘形态;在牙龈成形和牙冠延长术后引导牙龈成形;以及起到牙周夹板的功效等好处。而制作临时冠桥的材料很多,主要有自凝树脂类、自凝塑胶类、热凝塑胶类、脱落的旧冠桥以及塑胶或金属预成冠桥等。

以某公司的自凝树脂材料为例,我通常在切割破坏牙齿形态之前(或使用光固化软树脂恢复已缺损的牙齿外形之后),会用硅胶取模备用。在治疗中或备牙后在硅胶托盘中注入按比例调匀的自凝树脂后将托盘压回牙齿,就能获得外形和治疗前相似的临时冠桥了,经过磨改和抛光就能使用,整个过程在牙椅旁就能完成,快捷方便。每当此时让患者确认临时冠桥形态时,总能从患者脸上看到惊喜而满意的笑容。

有些人对辛苦做好的临时冠桥仅仅使用一两周感到不值,觉得临时冠桥何必如此讲究呢。

其实临时冠桥的修复绝非仅仅是临时需要。很多有牙周病疾患的患者需要较长时间或者多次临时冠桥的修复,等待牙龈和其他牙周组织恢复正常后才能再行取模制作正式冠桥。可以说,良好的修复体得益于临时冠桥的修复,尤其是对希望获得完美修复效果的患者而言。

我也曾为有很多重度牙周病患者在施行根管治疗和备牙后给予临时冠桥修复固定,数月后常有意外惊喜,松动的牙齿居然变得稳固如前了。

有时候临时修复也作为改善牙齿咬合或纠正牙列不齐的方法被广泛采用,在数周至数月的诱导后,牙齿咬合和牙列不齐得到改善,并使最终的修复达到更加完美的效果。

33. 全科牙医都是儿童牙医

　　除了大型的口腔专科医院外,在国内外我都没有见过专门为儿童治疗牙病的儿童牙科诊所。由于全科牙医通常都被称作家庭牙医,自然是为很多家庭的所有成员服务的。节假日的时候,很多诊所都会迎来很多家庭一起前来就诊的热闹非凡的场面。有条件的诊所会布置一处适合孩子们玩耍的活动区域供来诊的孩子们候诊时游戏。也有将某间诊室特意装扮成卡通的童话世界,以使儿童因为好奇心而忘记了看牙的恐惧。

　　为儿童看牙很困难? 这其实是一个误会。天真无邪的孩童,初来诊所,面对新奇的环境,看见自己的父母躺在牙椅上坦然地接受牙医的治疗,心里说不定有跃跃欲试的愿望。在西方,尤其那些牙科医疗服务发达的国家,儿童都不是因为牙病才去见牙医的。而是在尚无坏牙的幼儿时期就开始定期前往自己的家庭牙医那里去做牙科检查,接受牙齿的清洁护理和预防处置。所以,西方的儿童少有抗拒看牙的,他们早已经像他们的其他家庭成员一样,将见牙医接受预防保健和治疗牙齿看作是一件生活中经常要做的事情,这几乎已经成为西方社会文明的共识和养成的生活习惯。而牙医,尤其是担当家庭牙医角色的全科牙医们,在提升人们重视口腔健康意识、保护牙齿从儿童做起方面起到了关键的作用。作为一名也是孩子父亲的家庭牙医,我在诊疗工作中时常会和患者聊起孩子的成长,常有很多共鸣。孩子的成长变化大而快,有太多的话题,很容易成为医患之间的谈话内容。这样的谈话,牙医自然是三句不离本行,总免不了涉及孩子的牙齿问题,而这恰恰也是作为父母最关心和最有兴趣了解的。大人们有了认识,就容易影响自己的孩子,更会督促孩子注意日常的牙齿护理,也会动员孩子和自己一起预约见牙医。

国内很多的牙医,尤其是开业的全科牙医,对儿童患者可以说是既爱又怕。谁都知道孩子都是父母的宝贝,能为孩子提供好的服务无疑会得到家长甚至全家族人员的信赖,但同时又会面对孩子的不合作,不但费时费力,有时简直束手无策。其实任何一个孩子都是非常可爱的,也不可能有大人那么多心计和想法,无非就是恐惧。面对诊所里的医院设备和穿着医院装束的医师,一踏进诊所的门可能就会有莫名的害怕,更不用说躺到牙椅上面对各种从未见过的器械和涡轮钻的噪声了。一旦牙齿龋坏较深,治疗的时候谁说不痛呢。所以,家庭牙医总是尽量和家长沟通,希望儿童在没有出现牙病之时随家长一起来诊,体验诊所的环境,看着大人坦然地接受治疗的样子,以此消除孩子的恐惧感。如果有机会就让孩子躺在牙椅上做一些简单的检查,表扬一下孩子牙齿漂亮,在孩子得意时仅用抛光轮清洁一下牙齿使其更加洁白,一定会让孩子高兴并由此产生看牙不可怕还很好玩的初步印象。面对已经出现牙齿疾患的儿童,首先需要沟通的是其家长,要告知儿童看诊的特殊性,是希望孩子逐渐接受牙医和养成定期检查护理的习惯,而不能操之过急,强迫孩子接受治疗。有了这样的共识,才开始对孩子的诊疗。像任何诊疗都是从沟通开始一样,对孩子更需要耐心交流。针对孩子的恐惧心和好奇心都强烈的特点,需要逐个介绍你使用的设备、器械和材料,让其觉得有趣好玩,有时候不妨让其亲手试一试。如此,常能在相当的程度上打消孩子的恐惧心理,转而对你使用的器械产生兴趣。本着预防护理优先的原则,只要不是急诊牙痛,尽量从清洁牙齿和预防做起,分次治疗,以建立彼此信任的医患关系。

参观过不少大型的诊所,都为儿童就诊制造了友善的环境,设置了儿童候诊的区域,甚至有专门的儿童诊所,采购了适合儿童身体特点的牙椅和其他治疗设备,这无疑对吸引儿童就诊起到了良好的作用。但是,儿童就诊的关键在于更良好的沟通,包括医师和儿童、医师和家长之间,牙医不但要有足够的耐心,还要表现出孩子般的童心,优先培养和孩子之间的感情。要循序渐进,先预防后治疗,先易后难,必要时分多次实施治疗。只要牙医能够前瞻性地看待儿童牙科诊疗,着重培养家长和定期带儿童前来检查和预防牙病的意识,就一定会让你拥有信赖你、配合你的小患者群。

34. 种植治疗有我们的份

多年前有幸听美国的颌面外科医师 Peter Moy 的种植课,课后向他讨教种植在美国开展的情况。他说种植并非一定要由像他这样有口腔外科专科医师资格的牙医才能做,所有全科牙医只要接受过一定的培训都可以做。后来学习的次数多了,有了更多和世界各地做种植的全科牙医分享的机会。

一个医师，是否开展某一项治疗，尤其是新的技术，只能取决于两点：良心和能力。良心是出于医师希望帮助信赖自己的患者，尽可能圆满地解决他们因牙齿缺失而造成的困惑和痛苦，恢复他们咀嚼功能和容貌，而尽量不给他们增添新的痛苦。在没有种植技术之前，缺牙区的修复以古老的活动义齿和传统的牙桥修复为主，为此有数不清的缺牙区两侧的健康牙齿牺牲在牙医的涡轮钻下。随着种植牙技术的日趋成熟和在全世界范围的推广，不要说牙医们，就连患者们都通过各种渠道了解到有种植牙这项新的治疗。在这样的情况下，你作为一名牙医，你是否会正直地告知患者，并将这种治疗作为牙桥的替代同时写入治疗方案供患者来选择？这对尚未掌握种植牙技术的牙医来说无疑是对其道德的拷问。就像所有新技术的应用一样，医师必须通过相当长时间的学习，在你有了基本的能力之后才能在患者身上由易而难地开展治疗。

对于已经有牙齿缺失的患者，不管患者是否知道和有无种植牙修复的意愿，作为一名牙医，都应该介绍包括种植牙技术在内的可行的治疗修复方案，并中肯地比较各自的优缺点，和患者讨论，供患者在理解的前提下自己决定。听闻在国外已经发生不少患者起诉医师在没有告知有种植牙技术可以修复缺牙的情况下就为患者磨改健康牙齿做成牙桥而被索赔的官司。由于患者对种植牙的理解不足，加上费用较为高昂，如果不做细致的讲解，很容易被患者忽略或拒绝。任何有意无意间不作介绍或夸大某种（包括种植）治疗修复的优缺点以引导患者认同治疗方案，都是应该受到谴责的行为。

另外，由于中国尚未建立全科医师和专科医师的转诊制度，客观上也使得某些全科牙医面对棘手的疑难病例无法得到更为专业的技术支持，时常有只能"硬着头皮"做的无奈。面对患者对自己多年来信赖，牙医总是希望能够为自己的患者提供全方位的牙科医疗服务。但是如果没有经过充足的专业学习和技术训练，没有对种植牙的适应证和可能的并发症等充分了解就匆忙上马，就有可能因此造成医疗事故或差错，不但损害患者的权益，也将损害牙医一生的清誉。如今，急功近利已成社会问题，某些器材商出于自身的利益大肆推介等，也是造成种植牙牙治疗在很短的时间内得到快速"发展"的原因之一。在这样的现实面前，有些牙医难以洁身自好，不顾自己尚无开展种植的技术和能力盲目上马，将患者当作白老鼠，结果不得不收拾棘手的残局。据报道某地患者种入的十多个种植体发生了集体下岗的事件，令人警醒。

牙医只有根据自身的条件和患者的需要，通过不断的学习，在掌握种植牙治疗的基本技术之后，在有经验的医师带领下逐步开展。

开展种植，就是开展口腔外科治疗，起码需要有齿槽外科的基础。如果对颌面部的解剖都不熟悉，如果从未涉猎过门诊口腔手术，那是有极大风险的，要三思而行。种植牙手术，因为涉及周围的神经血管易于受到损伤，必须在术前详细检查定位，这就需要诊所有口腔全景最好有颌面部 CT 这样的设备，并在手术室和手术器械的消毒、术前全身检查和术中监护等方面做好准备。同样重要的是种植适应证的把握。此外，患者的医从性，也即患者是否接受医师的劝解愿意放弃诸如吸烟等不良嗜好，是否接受定期复诊检查和修复体的护理等都是种植成败的关键因素。

以我的理解,种植治疗有我们的份。种植牙治疗对于全科牙医来说,是让治疗方案更加全面,是全科治疗的补充,是让患者得到更好的疗效,对诊所来说是锦上添花,但绝非图谋暴利的手段。

35. 我们也有老的那一天——8020 运动

中国的经济发展推动着国民生活水平的提升,尤其是年富力强的一代,其中的不少人事业有成,成为家庭的依靠和经济支柱。他们不但自己是牙科诊所的常客,也心怀感恩之情,希望在苦难岁月里奉献国家和家庭的父母能够有一个健康快乐的晚年。每当看到他们带着年迈的父母前来诊所,满心希望牙医能够想办法治好老人残缺的牙齿,让他们多享受一些美味,多增加一些营养,多享受几年子女的孝顺,这真是温馨的亲情场面。我的一位高龄患者已经是九十多岁的人,有五六个孝顺的子女,每年都会从世界各地赶回来为母亲做寿。这总是让我为中华民族的传统美德所感动。

20 多年前,我曾在日本东京医科齿科大学齿学部高龄者齿科教研室师从长尾正宪教授学习老年口腔病的研究和治疗学习,受益终身。当年的具体所学差不多都还给了老师,唯独教授在为老年患者诊疗过程中表现出来的人文关怀和处处体贴患者的温和动作至今依然历历在目。日本早早进入了老年化社会,人均寿命名列世界前茅。使老年人老有所养、安度晚年、享受生活成了政府和社会的重要课题。其中牙医们在通过卓有成效的工作让老人们依然拥有能够享受美食的牙齿方面功不可没。在我访问过的很多日本的牙科诊所,都能见到张贴着 8020 运动的宣传海报,意思是让老年人在 80 岁的时候起码拥有 20 颗自己的牙齿。这与其说是牙医的努力方向,还不如说早已成为老年人的共同追求。虽然无从考证日本的老年人口内自己牙齿的剩余比例,但他们缺失的牙齿大都已有义齿代替行使着咀嚼功能,由此可见日本同行的工作成效。

相比之儿童患者的活泼多动,老年患者往往显得迟钝固执,普通的问诊常难以了解患者的具体要求。老年人在思想上常常生活在他们年轻过的年代,因为曾经的贫困,很多人养成了节俭和忍耐困苦的习惯。你问一个牙齿残缺不全的老人吃饭怎么样,也许他会回答你吃得很好啊,他们对于自己松动的牙齿和已经残旧的活动牙,也像对待收藏多年的宝物一般难以割舍。即便是你用尽心思为老人制作了一副新的义齿,常常会在很多个月之后的复诊时听到令人沮丧的反馈,那副新牙早已被丢弃不用。而同样沮丧的子女有时候还会安慰沮丧的医师,没办法的,我们都尽力了。这当然不会让我们牙医满足。牙医可能难以和老年患者直接沟通,了解他们牙齿的使用状态,因为他们可能不会用手机,也不容易自行前来诊所就诊,但是他们的子女能够做到,牙医可以通过和老人的子女保持畅通的联系,以此了解老人在使用牙齿和口腔卫生管理方面出现的问题,并及时请回来作出调整和修理。每次老人来诊,都要反复聆听他们的唠叨，尽可能重复你想表达的话以便让年迈的患者完全弄清楚你的意思。鼓励老年患者不断试用和适应新修复的牙齿，并且承诺可以不断地调改，欢迎随时前来检查和修改。帮助老年人努力改善口腔的功能，以提高他们的生活品质，这是对他们的子女的孝心的最好回应。不要忘记时刻都要赞扬老年人在使用义齿方面的努力，有时候称赞老年人的方法就像对孩子一样有用。

我上面提及的九十多岁高龄的老婆婆，以前总是因为口腔黏膜已经过于菲薄，容易被全口义齿的硬塑胶基板磨出溃疡而拒绝使用活动义齿。试过重衬和磨改总是效果不佳，后来改用软衬后得到了缓冲，效果理想。但是每使用数月就会因为脱落需要重衬一遍，虽然有些繁琐，但是每次从陪同老人来诊的子女那里得到的老人进食良好的信息，就会由衷地高兴。现在，老人自己都知道，只要稍有不适就会要家人陪同前来就诊，得到及时的修复，这让她的子女内心得到极大的安慰。

36. 美容修复要谨而慎之

牙科医疗服务虽然属于传统行业，但在社会发展过程中，也常被"与时俱进"、迎合市场的需要变化，不时成为社会关注的热点。在我刚到日本留学的时候，牙科诊所中的绝大多数都是家庭牙医，也就是面向社区的全科牙医诊所。但是十年之后再访东京,有相当多的招牌都换成了美容牙科了,由此可见时尚的推动力和牙医的业务变化及其经济效益新增长点。资讯的发达使得尚处于起步阶段的中国私营牙医界快速与国际同步,美容修复成为各诊所竞相打出的服务项目,在社会尚掀起牙齿美容热潮,一时全国瓷贵、快速正畸、美容冠等诸多不为学界认同的新名词却在社会上走俏。耳闻有诊所学习美容院的经验,凡患者(未必患有疾病者)来访,必先请入装修豪华的房间,曼妙的音乐缭绕,躺在舒适的牙椅之上,倾听俊男美女讲解牙齿和事业成功的关系,明星们是如何在牙齿美容后获得成功的故事。为此心动的患者被请进牙医诊室,轮到牙医们在患者的牙齿上变魔术。与之配合,诊所不惜重金大打广告,明星纷纷露脸露齿,患者前赴后继。

这真是奇妙的年代,也是牙医界的新鲜事,难道至今为止牙医们的本职工作就要改变,牙医美容师的时代就要来到?

我不否认确实有某些人出于职业需要,愿意忍痛牺牲健康但不够美观的牙齿,通过专业的美容修复以达到牙齿美观的效果。但是无法接受为了时尚而让牙齿遭受永久性的损害。每当遇到牙齿没有病患,而渴望改变牙齿外形和颜色,甚至是拿某某明星照片要求照样制作的患者,我一直是抱着警惕的心情接诊的。医师虽然不能干涉患者的自由,但是我们可以拒绝患者不合理的要求,并且应该清晰地将美容修复需要破坏自己健康的牙齿,将会给牙齿乃至健康带来永久的伤害告知患者,并请患者三思而行。

可能不同国家的时尚文化和对美观的追求不同,我接触过不少南美洲国家来诊的女士,有满口全瓷冠修复的,有整排前牙瓷贴面的,但是她们都不是为了展示美而来访的,而是因为牙髓炎急性发作或贴面在就餐时脱落羞于见人来诊的。从她们牙齿舌侧的形态可以判断牙齿的排列原本不齐,是靠唇面过度的切割后选用全瓷材料整齐修复的。几乎无一例外都没有做根管治疗(也许是因为牙医"好心地"保存活髓的)。我不知道几年、十年、更多年以后会发生什么?

我认识一位以美容修复见长的牙医,在他的病例介绍中不乏相当多的前牙美容修复精品。交流中他向我透露一个秘密:这其中大部分的病例都不是他向患者推介的原创作品,而是拆除不良修复物后重新修复的。他与技师合作看诊,从模型设计开始,注重口内临时修复,待牙齿和牙周的治疗效果稳定之后再行正式修复完成,以此达到远较第一次修复更为美观自然的效果。而对于初次上门希望牙齿美容的患者,总是分多次检查咨询,以此测试患者是否是一时冲动,同时提醒患者可能的风险和对牙齿的损害。在这样的过程中,患者可能会对美容修复产生犹豫并最终放弃治疗,这样就避免了牙医和患者双方可能的风险。我赞赏这种严谨的工作作风和尽量为患者着想的做法,牙科美容修复是需要谨而慎之的。

作为一名全科牙医,永远不要忘记预防保健和普通牙病治疗是我们的主要职责。除非你转行做一名牙齿美容的专科医师和挂牌开一间牙科美容专科诊所。

37. 牙医也是摄影师

自从诊所的电脑被软件工程师升级时删除了数年累积的患者图片资料的悲惨事件后,定期使用移动硬盘将患者的资料再次保存已经成为我神经质的习惯。只要患者不反对,我就会将一些典型病例的治疗前后的情形拍摄照片存档,由助手将此分门别类,整理归纳成较为完整的病例资料。这些资料不但帮助我在学会上和同行们交流时派上用场,也时常在和患者讨论治疗方案时找出相似的病例展示,以让患者更形象地了解治疗的过程和修复的效果。由于工作中时间紧张的关系,加上也不好意思打扰患者太多,照相常在匆忙中进行,有时候取景、曝光等都无法做到完美,加上照片裁剪美化需要技术和时间,干脆就让所有的照片保持着原汁原味。患者看到这些照片,却能很快明了牙医的治疗意图,尤其很容易被修复后形态逼真的人工牙齿所吸引。这些日常工作中较为随意保存下来的图片资料,基本反映出牙医的平均工作水平,较为真实可信,一旦为患者接受,不容易在戴牙时让患者产生货不对版的感觉。

一台略为昂贵、带有环形闪光灯的专业单反相机对牙医来说是极为重要和有用的。我甚至说,只要你选择了牙科医疗服务作为你的职业生涯,那你就该用你最初几个月的收入换回一台这样的专业相机。

我第一次摆弄牙科专用相机还是留学时代。那台相机是教研室的宝贝，平时都是上锁保管的，只有遇到特殊的病例才会拿出来使用。那时候还没有数码单反，都是使用胶卷，拍摄后需要冲洗的。这样，一是难以立刻看到所拍摄的图像；二是大量拍摄的话一定会产生高额的费用。感谢科技的进步，如今摄影设备几乎已经成为一次性的投入，使得大量使用成为可能。

我非摄影高手，没有资格谈论如何拍出高品质的照片，只是泛泛而论牙科摄影的一些用途和好处。我曾听过同行的诉苦，虽已经在设计单上详细描述患者牙齿的形态和颜色，仍然常为加工所做出来的牙齿颜色与邻牙相去甚远而捶胸顿足。究其原因，技师远在天边，无法想象患者牙齿的真实颜色和透光度等细微的信息。假如有了用以拍摄口内牙齿的专用相机，上面的困惑就不成问题了。比色照片、治疗前的牙齿以及邻牙形态和颜色等都是技师制作义齿的最好参考。我曾访问过加拿大的某技工所，所有技师的工作台前都贴着放大了的患者比色照片，工作时不断观察细节，以使义齿制作尽量逼真。以假乱真的义齿常使患者惊喜万分，要达到这样的效果，一定要多拍口内照片，提供技师需要的所有细节。戴牙后的照片，也需要反馈回技师处，让其有机会看到戴入患者口内的牙齿的状态，有益于作出检讨，在以后的制作中做得更好。

拍摄治疗前后的照片，也常作为病例的一部分，甚至作为客观的证据保存，以避免不必要的医患纠纷。这在美容修复时尤为重要。比如一位牙齿不够洁白要求漂白的患者，漂白后患者抱怨牙齿颜色看起来没有什么改变，如果没有拍摄放置比色板的原始照片,恐怕你只能退钱了事了。

除了专业的单反相机,现在临床上越来越多地使用探头式的数码内镜用于口内检查,常能拍摄到一般相机无法捕捉到的口腔深处牙齿及周围组织的病变,并立即显示在电脑屏幕上让患者对自己的病患一目了然,已成为非常实用、高效的口腔检查和诊断的工具。

有些诊所还装备了更为专业的根管显微镜,并连接单反相机,使得牙齿内部的细微病变暴露无遗,疑难治疗迎刃而解。

再说 X 线照相,更是牙医和助手必须熟练掌握的一门技术。数码传感器虽然使得照相省去显影的过程变得高效,但传感器因形态和质地的原因远较胶片难以拍摄,需要拍摄者不断学习拍摄的技巧和找到窍门。凡是根管治疗,必须有三张 X 线照片,即术前(病变)——作为根管治疗的依据、术中(多为插针)——了解备根长度和有无遗漏的根管、术后(根充)——确认根充的效果。

要及时整理现有的照片,要学一点图书管理学中的目录学,按患者来源、按疾病或按治疗等分门归类,建立多种搜索方法,在需要使用时快速调取以供展示。

摄影是牙医技术之外的利器,摄影技术的掌握必然对牙医的职业生涯、对构建良好的医患沟通管道、对学术交流、对治疗修复品质的保证,都有非常大的帮助。为此,牙医起码应该是一个业余摄影师。

38. 品质是牙医的生命

我们做牙医的,每天面对的都是活生生的患者,他们信赖我们,同时也充满期待和忐忑地将身体的一部分交给我们来打理。为此,我们唯有谨而慎之,如履薄冰似的投入工作,以最佳的治疗效果回报患者的信任。

医疗服务是充满风险和挑战的工作,每个患者都是独特的个体,即便是同一种疾患,在不同的个体身上也会有不同的变化和表现。这就使我们的工作永不可能简单重复,每一次治疗都是特殊的程序,每一步骤的推进都伴随着风险。这也使得我们在工作中不断积累的经验有时候不一定管用,需要及时进行调整和创新。拿我们几乎每个星期都在做的根管治疗为例,没有一颗牙齿的形态是一样的,也没有见过不同的根管会有一样的弯度和分支,更不要说一旦受感染后表现出来的不同症状和深度病变。因而绝无可能以同样的方法加以根治。

牙医只有尽力而为,迎接每一次的挑战。俗话说慢工出细活,同样是做一件事情,如果你付出数倍于别人的时间和精力,就有可能收获更好的品质。从初诊沟通开始,真切把握患者的困惑和需要,通过完整细致地检查作出正确的诊断,尔后在做足治疗前的功夫之后才开始按部就班地实施治疗方案。现在大多数的牙医都是和助理四手操作为患者进行治疗,这就需要医师和助手心意相同,配合默契。假如医师和助手能在治疗前进行术前沟通,复习病历了解患者的病情,推敲治疗的流程,检查器材的准备是否充分到位等,将使整个治疗过程更为流畅和有效,这也是高品质治疗的保证。每次治疗结束,也应再次和助理小结治疗过程中的得失,找出需要改进的地方,争取在下一次治疗中不犯同样的错误。

治疗必须按部就班,循序渐进,从容谨慎,避免急于求成。以根管治疗为例,有些牙医喜欢直接使用大号数(较粗)的扩大针进入根管,以为这样可以提高工作效率,却可能造成肩台甚至根管壁侧穿,造成治疗失败。正确的做法是:首先使用最细的扩大针(一般以 6 号开始)贯通根管,通过根管测量仪和 X 线片确认工作长度后逐步扩大。要注意遇到阻力时切不可强行扩大,而是应该退出后再用小一号扩大针重复扩大,否则极易发生扩大针在根管下段折断的事故。再说备牙,几乎没有牙医会认为自己不会备牙,但不少细节仍需格外注意。一是邻牙保护措施,常有无意中损伤邻牙的邻接点而使修复后的邻接关系出现食物嵌塞的隐患。二是牙龈下深度绝不可超出牙龈袋生理深度,否则必将使牙龈受到冠边缘压迫造成经久不愈的炎症。三是备牙后需要充分抛光牙体,充分排龈,以获得最佳印模效果,同时也利于粘接力的提高。除了牙医在治疗中精益求精之外,医助在治疗中的默契配合和谨慎操作是完美治疗的保证。另外,全系列的器材准备和设备的最佳工作状态也非常重要。难以想象器械的不完整、修复材料的残缺不全能让牙医做出好的治疗。如果是修复治疗,除了准确的印模之外,准确的比色、医师向技师详细描述患者的要求和附上口内的照片尤为重要。只凭牙齿模型是不可能做出令患者满足的修复体来的。

和技师的交流不仅通过设计单,更需要像亲密的合作者那样时常电话沟通交流。

如果你将患者当作自己的朋友,就会想尽办法为患者想办法,付出最大的耐心精益求精地完成治疗的每一个细节。如果你只是将患者当成消费者那样的"衣食父母",你就可能更多关注效率,希望尽快完成治疗。如果你是诊所的老板,或许你更关心成本,希望以较少的投入换回最大的利润。但是,品质的瑕疵一旦形成,必将最终将破坏你在患者心目中的美好形象,对你敬而远之,甚至追究你的责任。

39. 别忘了除了你之外还有专科医师

很奇怪,中国的牙医界有很多专业委员会,很多人也以专科牙医自居,却鲜有专科牙医开设的牙科诊所,充其量不过在一些全科诊所间兼差走穴而已。而全科牙医们更是主动捞过界,认为全科就是所有专科之总和,没有什么不能做的。不管你访问哪一家牙科诊所,前台小姐都会告诉你诊所开展所有的牙科治疗项目,每项都有优势。

这和我所理解的全科和专科牙医的分工差异甚大。有一次我问在美国开业的同学是否开展种植牙治疗项目,得到的回答是镇上有专门的种牙医师,何必劳心劳力去学,都转去那里种了。而做完一期手术后的患者,又会转诊回来继续接受二期修复治疗。有一次一位在国际学校就读的美籍高中生来诊希望拔除阻生齿,因为时间太紧就建议他暑假回美国拔除。秋天他来做定期口腔护理时问起拔牙情况,他妈妈告诉我先去全科牙医处检查,立即被介绍到一所口腔外科专科门诊就诊,结果在全麻下一次性拔除了四颗智齿,一劳永逸地解决了问题。这令我感到宽慰,也非常认同这样互为补充的医疗服务体系。

在很多西方国家,全科医师和全科牙医都被称之为 GP,也即全科医师或家庭医师。而与之并存于医疗服务体系的另一群医师就是专科医师或专科牙医。他们人数较少,都是从全科医师中经过某一专业的系统学习培训,经过考试或认定后获得专科医师的资格,并且大多数情况下他们都会放弃全科医师的工作,以避免利益冲突。由此,全科医师和专科医师并存于社会,都可以独立开业,彼此转介患者。

而国内因为尚未完善全科和专科医师制度,仅在大型专科医院才有明确的分科,而奇怪的是这些大型医院的专科医师们并不靠众多的全科牙科转介患者,而是由挂号室按患者自己的要求将患者分配给各专科门诊,结果专科医师各自为阵,即便完美地完成了本职工作,却并不一定产生良好的综合效果。

在一些大型的私立牙科诊所,尽管几乎每一个牙医都是全科牙医,却又尽量向患者表白自己在某某专科方面造诣深厚,一人兼全科和专科于一身。听到过这样的例子,同诊所的一位牙医将自己不擅长的治疗委托另一位医师处理,结果不但介绍去的患者一去不回,就连患者的家人都被开发成他的患者,从而引起医师间的不和。

同诊所都如此,更何况介绍到其他诊所就诊。在这样的背景下,极其容易产生"肥水不流外人田"的私心,无视自己经验的不足,强行处理自身能力之外的患者,或者勉强处理疑难杂症,其结果轻则造成患者耗费更多时日费用,重则出现严重并发症和后遗症,造成患者身心伤害,造成无法弥补的极大遗憾。

40. 定期急救演练

医师之所以拥有高尚的社会地位,除了救治患者、解除病痛而深得社会尊重之外,还因为其工作的高风险。在医患关系普遍紧张的中国社会,一旦发生医疗差错甚至事故,其结果不难想象。可怜中国的私立开业医师们,就像暴露在风险中的羔羊,没有执业保险的保护,没有公立医院医务部门的挡箭,一旦发生医疗事故,常被不问青红皂白地成为包括媒体在内的众矢之的,即便你头戴钢盔上班也无济于事。

广州附近曾发生因在治疗中麻药过敏造成患者不幸死亡的事件,结果家属聚众封锁医院大门,任何法律程序形同虚设,不但医疗机构蒙受难以承受的损失,更因失去活生生的生命而让人永久不安。

医师没有办法保证治疗的绝对安全,能做的只有将防范措施做得更好。首先医师要有强烈的风险意识,清醒地认识医疗服务是人命关天的行业,面对的是活生生的生命,容不得半点马虎和侥幸。牙科治疗常需外科处置和使用麻醉剂,术前反复询问有无手术禁忌病史至为重要。对于有血液病、糖尿病及心血管病史的患者一定要求提供各项检查结果,在作出全面评估后决定是否实施手术。要认识到全科牙医并非万能,很多不合适在门诊做的手术和治疗应该及时转介给上级医院进行。牙科诊所作为专科门诊,除了牙医别无其他科的医师住诊,一般也无心电监护设备施行术中监控,有的可能只是一些常备的急救药品以防万一。但是在患者出现血压下降、意识不清甚至心搏呼吸骤停等紧急状况时,很容易出现手忙脚乱的混乱场面,到时悔之晚矣。

因此,诊所内定期的急救演练至关重要。每一家牙科诊所都应该配备一台护理车,车内存放急救药品,并有急救指南放置在醒目位置。车旁挂有氧气瓶和给氧装置,组成一个迷你急救车。但是光有急救药品是不足够的,掌握如何急救的方法和给予及时的急救才更重要。有些诊所为此购买了电子人体模型,请医院急救科的专家给诊所的医护人员上课,着重练习人工呼吸和心脏复苏的操作。此后定期演练和考核,务求人人过关。急救演练绝非仅仅只有医师和护士的份,而是全诊所所有员工都必须参与,共同提高医疗风险预防意识,并在一旦出现险情的时候不慌张,明确自己在急救中的位置,密切分工合作迅速启动急救程序,并且在第一时间联系上级医疗机构和拨打 120 急救热线。

通过定期急救演练,无疑能够常备不懈,时刻绷紧防范医疗风险的弦,将发生医疗事故和差错的可能性降到最低。但是医疗风险的防范,最根本是有所为有所不为,严格把握适应证,不做超出自身以及诊所能力和条件的治疗,才为至要。

41. 全科牙医并非万金油

在西方国家,全科牙医和全科医师常被统称家庭医师,但其实是有较大区别的。全科医师有些类似于中国社区医疗中心或卫生院这样的基层医疗机构,但都是由医师私人开业,接受政府或商业医疗保险,主要是预防保健和常见病的防治工作。一般来说,家庭医师没有化验和放射诊疗设备,如有需要进一步检查,如血液生化化验、B 超和 X 线检查等,都会介绍到独立的检查中心进行。遇到疑难病症必须转往专科医师或大型医院救治。所以,严格意义上讲家庭医师只是医务所,而非医院。但是同为家庭医师的全科牙医则不一样,家庭牙科诊所拥有和大医院相同的牙科治疗设备,可以进行绝大部分大医院开展的牙科医疗服务,完全就是一家小型的牙科医院。

牙科不论在中国还是西方社会,都不属于救死扶伤的医疗范畴，而更趋向于提升生活品质的保健服务性质，因此不少国家的医疗保险不保或只保部分的牙科治疗项目，大部分费用由患者自己买单，或通过商业医疗保险得到赔付。

如此可见，开业的牙医诊所，务求有能力全方位地为患者提供尽可能详尽、尽可能高质量的牙科医疗服务。而已经成为家庭牙医的全科牙医们，只有依靠自身执业过程中的不断进取和努力，让每一位患者得到不输于任何一家牙科诊所的治疗品质。

在很多西方国家，牙医学院的学生们从入学的那一天起，就会注重牙科预防保健和治疗的十八般武艺的基本技能训练和综合运用训练，学会如何开设自己的诊所，如何建立长久的和谐医患关系，并逐渐形成自己独特的行医风格。而反观国内已经开设牙科诊所的同行们，目前大多数都是从公立大医院专科牙医的位置上转行成为全新的全科牙医的，因此在运作模式上、定位取向上以及治疗项目上常习惯地沿用旧有的老办法，难以适应全新的牙科医疗服务市场的需要。一些牙医以为家庭牙医所从事的牙科全科医疗服务，类似于一般的全科家庭医师，只对一些常见病进行处置，久而久之就成了万金油，远较专科牙医容易做。其实这是错觉。家庭牙医作为牙科全科牙医，是涵盖口腔预防保健和牙科疾患的治疗和修复几乎全方位的牙科医疗保健工作。一般而言，我们能够在诊所内提供几乎所有的牙科医疗服务，甚至较大型口腔专科医院的服务更加细致和体贴周到，更有效率，品质更加优良。

另外，也有一些医师常自诩为某某领域的专家，而对家庭牙医最重要的牙齿和口腔疾病预防保健工作常不感兴趣，也缺乏通过详尽的检查和充分的医患沟通来制订完整的治疗方案,以及缺乏能力高效率高品质地综合实施治疗方案,结果徒有全科牙医之名。

简言之,全科牙医的工作重心,就是为患者提供牙科多学科的综合治疗保健服务,使患者无论是预防保健的需求,还是口腔疾患的病痛,都能在诊所内得到正确、快捷有效和高品质的回应和解决。这就要求每一位独立开业的全科牙医,必须通过长年的不断学习,具有多学科诊疗的卓越能力,使自己经营的全科牙科诊所,成为名副其实的牙科医院。

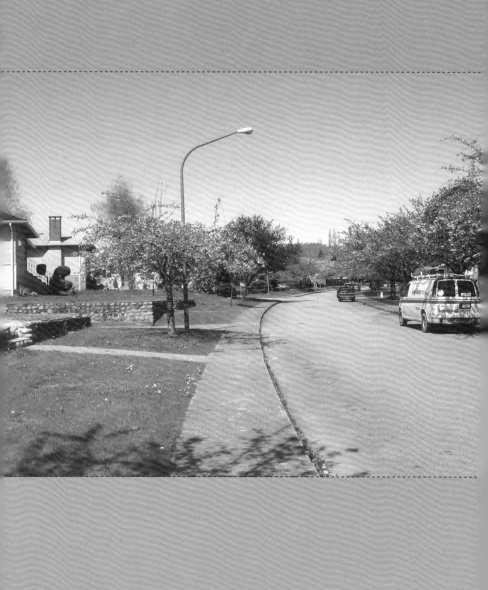

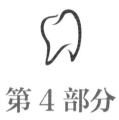

第 4 部分

像经营人生一样经营自己的牙科医疗事业

42. 牙科诊所是一门道德生意

中国的牙医私人开业还只是十多年的新鲜事,尚未脱离公立医疗机构的从业思维习惯,面对着巨大市场,多心有困惑,总觉得现在这样按劳取酬是否有违多年所接受的救死扶伤的医德教育。而在西方社会,牙科医疗服务却一直被看作一门生意,称之为 dental business,那是将牙科医疗服务看作是一种特殊的消费。按我的理解,将此称之为一门道德生意较为合适。

较之一般医疗,牙科医疗保健在很多国家都是提供高级别的医疗服务,必须具有全心全意为患者提供优质服务的意识和与之相匹配的服务能力。曾有行业前辈将牙科医疗服务比喻成为患者锦上添花的事业。随着中国的经济发展和国际通行的健康意识和保健理念的流行,相当一部分的人开始不仅仅满足于出现牙病的时候能够得到及时治疗,而更关注牙齿的日常保健和护理,希望不仅仅只是恢复牙齿的进食功能,也能让笑容更加灿烂和迷人。既然是医患都认同的特殊消费,消费就是花钱买享受,医患双方都必须 follow 商业原则。这就要求牙医不能只是以医疗服务的提供者自居,被动地等着患者上门求医,而是应该主动了解患者的需求,在问诊检查的同时花费更多的时间和精力和患者沟通讨论,以期制订出更有个性化的治疗方案。同时,通过建立互相尊重和平等的医患关系,为患者的口腔健康长期保驾护航。另一方面,牙医也要像经营自己的人生一样经营自己的牙科诊所,遵循现代企业经营管理的游戏规则。

　　我在留学期间曾在东京的一家牙科诊所兼职。那是一次让我对牙科诊所就是现代企业有了初步概念的经历。在被称之为牙科医院的小小的牙科诊所内,从院长的牙医之下,有门诊经理、前台、收银、牙科助理、牙科卫生士、技工士以及后勤保洁人员,真是诊所虽小,五脏俱全,人员专职专用,大家各尽职守,忙而不乱。每天开诊前都会有早会,从院长到员工站成一圈,总结昨日业务,表扬先进,纠正差错,准备当日工作,井井有条,早已形成制度。虽然没有见过该诊所的员工培训场面,但在高速运转的日常工作中观察到每一个员工无论从服务态度还是工作状态,都绝不逊于任何五星级酒店的员工,令我记忆深刻。这和我曾拜访过的众多国内牙科诊所时常有的护士代替前台、医师收款等不伦不类的诊所怪相形成巨大反差。这样的诊所,最多只是草创阶段,远远称不上一家成熟的企业。

　　令人欣喜的是,经过近十来年的发展,不少诊所与时俱进,不但在硬软件等方面不断得到充实完善,开展新技术新项目方面不遗余力,而且越来越自觉地将诊所纳入现代企业管理的轨道。如今,在行业协会的交流活动中,诊所经营管理的话题占的比例越来越大,正在逐渐缩小与国外同行间的差距。很多诊所从患者定位的设定开始改革,投入更多的成本更新诊所的软硬环境,更加注重人员的分工和培训,同时也引入一些商业元素主动打开市场的营销手段,出现了很多面貌一新受到患者推崇的新型牙科诊所。此乃中国牙科医疗服务之福,中国的牙科患者之福。这样的道德生意,何乐而不为。

43. 如何让患者视你为朋友

在公立医院工作的同行,包括很多年前的在下,每天面对看不完的患者,都练就了少说多看快看的本领,总能在下班前看完最后一个患者。但是转战私立医疗机构之后,诊疗时间常常出现富余,很难有患者排队候诊的现象出现。这有民营诊所根据成本核算及其应有的价值设定的服务价格普遍高于政府指导价,影响着百姓们的消费意欲,也有百姓长期以来在公立医疗机构的消费习惯已成惯性的原因。私立诊所的市场尚需要时间来培育。在这样的过渡时期,牙医们多年来在公立医疗机构养成的行医方式就需要作出调整,以适应新的市场需要。

私立牙科诊所和公立医院、私立诊所和私立诊所之间,都应该是既竞争又互补的关系。私立诊所更注重服务和细节,更关心患者的感受,更能够以患者的需要为前提,更注重提高诊疗的效率和追求包括优良服务在内的高品质,以使患者得到医疗服务更高的性价比。因而,私立诊所的牙医,就不仅仅是为患者看病治疗的角色,而是从更多方面让患者对医疗服务产生全新的认识。打个不一定确切的比方,公立医疗提供的是救死扶伤、解除病痛的基本医疗服务,私立诊所则更多关注患者长期的健康保健,更全面地对患者的口腔健康从预防保健到治疗修复等多方面的综合性规划和管理。出于服务目的的差异，私立牙科的牙医们必然要在诊疗之外下功夫。

作为一名开业的家庭全科牙医，其工作的重要之处并不完全限于对某种疾患的治疗能力，而是从医患沟通开始到为患者提出符合实际的长远预防保健和治疗修复以及定期保养管理的建议，也就是在相当漫长的过程中成为伴随患者的生涯健康之友。

为此，对患者而言，我们已经不是一个单纯的疾病解决者，而更应该是一个患者的朋友。这就要求我们在为患者作出某种疾患的诊断时，不仅仅要告知怎么治疗，更要解释疾病的成因、如何进行预防以及治疗后的保养管理等。这样的沟通也会让他们的家庭成员因此受益。这就使得本来只是前来希望解决病痛的患者得到举一反三的更多信息，让他们相信医师将是他们身边长期需要的朋友，可以经常去访问、去咨询、去解决问题。这无疑是一名全科家庭牙医的理想境界。

有了这样的基础，你会经常接到患者或因为他们的介绍打来的电话，询问有关牙科方面的问题，并在彼此方便的时候访问你的诊所，延续或开始形成新的医患关系。反之，患者只会把你当成能够为他们解决病痛的医疗机器，而不会将你视为他们的朋友长期追随你左右。

44. 医助治疗前 5 分钟讨论

牙医和牙医助理四手配合操作早已经成为私立牙科诊所的工作常态。国内让具有护士资格证书的护士担任牙医助理实在有些屈才，而且护士一般都没有接受过牙科诊疗的专门培训，各个诊所都必须为此投入相当多的人力培训成本。但是采用这种和国际接轨的牙科诊疗模式，却能够从传统的公立医院口腔科门诊那种打传统战的模式脱胎换骨，使牙科医疗服务真正与高端医疗服务名实相符，并使繁琐的牙科治疗操作变得流畅高效。

但是我们在日常工作中经常面临着另外一个问题，私立牙科是以更多的时间服务于相对少部分的患者，以尽量优质的服务满足没有选择公立医疗的患者群体。这并不只是服务形式的区别，而是两种不同层次的服务模式，并存于同一座城市，以回应不同消费层次的人群的医疗服务需求。所以，如何通过四手操作这种医助配合的最优化，追求诊疗的高效率和高品质，一直是每一家牙科诊所的经营者，也是牙医们所追求的目标。

来到私立牙科诊所接受诊疗的患者虽然目的不尽相同，有些是因为不喜公立医院的嘈杂，偏爱小型私立诊所内家庭氛围的宁静环境；有些想要私密性的独立诊间以维护个人的隐私；有些是因为可以预约，以免工作和生活节奏被打乱。但共同点都是希望牙医能够多费一些功夫,给予整体的口腔健康评估,提出综合性的口腔预防保健和治疗的建议,并以最好的效果解决问题。出于这样的患者需要,我们提倡在不是急诊的情况下,初诊只检查咨询,讨论治疗方案,然后预约时间实施。这样使得牙医和助手在治疗前有充裕的时间为预约好的治疗做好各种准备工作。

除了治疗所需要的器材和材料的准备,使牙椅和治疗器械呈现最佳工作状态以外,牙医和助理间的术前沟通非常重要。我的习惯做法是,牙医和助理应该在治疗前 5 分钟到位,首先必须复习病历,了解病史,确认有无禁忌证;然后对照治疗方案,了解治疗的程序和特殊的治疗要求,以及患者可能存在的配合上的困难;然后检查包括器材等在内的所有准备工作是否就绪。这样的短暂医助沟通,不但能减低出现医疗差错的风险,更能让医师和助手对整个治疗方案以及实施的程序了然于胸,对可能出现的困难有所估计和准备替代方案,并针对患者可能出现的心理波动提前给予安抚。

术前 5 分钟的医助讨论,对于多学科的综合治疗的实施尤为重要。治疗中保持紧凑而顺畅的配合,知道什么时候让患者略为休息,并在短暂的休息时为下一步的治疗步骤作好准备,将极大地节省整个诊疗的时间和患者来诊的次数。患者在接受诊疗的过程中,能够敏感地感知医师和助手配合的默契程度,并在医师和助手默契流畅的配合中放松心情,更好地配合治疗。反之,如果在治疗过程中不断听见医师在指导甚至指挥助手,治疗断续缺乏衔接,那是会让患者在整个治疗过程中提心吊胆,充满担心的。

5 分钟的提前医助讨论沟通,其意义远超过花费的时间,是成功的治疗的铺垫，同时也是医师和助理之间默契配合的前提，最终实现优质和高效的诊疗服务让患者受益。

45. 牙医需要团队的合作

我毕业后被分配到一家大型综合性医院的口腔科成为一名牙医。那时候十来张牙椅的门诊只有两名口腔护士的编制，其中一位基本上专职配合主任的治疗，一天的工作中都难有照面的时候。结果可想而知，几间房间连成的诊区时不时传来医师们呼叫护士的急迫的叫声，而等来的常是护士凶巴巴"忙着呢，等着"这类的回应。眼看着患者大张着嘴口水横流，无奈中只能自己调拌银汞或其他补牙材料，手忙脚乱之间，不是材料太快结固，就是患者口内涌满口水而告失败。勉强补上，也不敢有任何品质的奢望。

20多年弹指一挥间，我的师弟早已成了我曾工作过的医院的口腔科主任，设备器材也都已经与时俱进，气派非往日可比。有次见面，说了一些赶上好时光之类的羡慕之词，没料到对方回应一声叹息。原来扩大成大诊室的口腔科门诊依然还是两名护士，而且主任都没了专人配合，时常要当着患者的面自己调拌各种材料！为什么不多请几位助理？没有编制啊，回答无奈到了心酸。

以我当年在口腔科门诊练就的本领，相信我的师弟贵为主任，一定早就练就了一手没有助手配合也能独立为患者治疗的绝活，无需为其担心。但是时代进步如斯，公立医院依然守旧如此，感到愕然之余，更加深信私立牙科必然前途光明。

虽然现在几乎所有的私立牙科诊所都已经采用牙医和助理四手配合操作服务患者的模式。但这并不意味着都已经形成了良好的团队合作。走进不少牙科诊所，首先见到的可能不是衣冠楚楚、常挂着职业微笑的前台经理，而是身着工作服的护士等候你的访问，甚至在诊疗结束后有医师接过患者的现金直接在前台结账。这是怎么回事？是诊所招不到合适的前台员工吗？非也。主要是诊所的经营者对于牙医需要团队的合作缺乏认识。

这是很值得探讨的问题。什么样的诊所能够称之为专业的诊所呢？首先看我们对专业的理解。专业，就是业务的细分，各个岗位明确，责任清晰，各司其职，分工合作。全世界的牙科诊所虽然多为小型机构，但其清晰的职能结构绝不逊于任何企业。大部分西方国家都有专为牙科诊所培养专职人才的专业学校。我在日本的研究生导师在退休后就曾出任一所此类专科大学的校长。请容我将我所了解的牙科诊所专职人员分列如下：

牙医：当仁不让的诊所院长，诊所的中心。必须由牙科医学院校毕业后考取执业资格，并累积丰富临床治疗经验者担任。在国外，一家牙科诊所多为一名或数名牙医开设，以其自身的能力和经验设定自己所服务的患者定位。牙医作为患者的主诊医师，通过全面的牙科检查和辅助检查，针对患者的病情提出合乎适应证的治疗方案，在患者同意的前提下实施治疗，对患者的治疗担负着法律责任,必须如实填写病历。

门诊经理:常见于数名牙医共同开业的具有一定规模的联合诊所。顾名思义,就是诊所的经理人,负责诊所的经营管理和市场开拓,尤其是接待患者来访和治疗方案的价格说明以及医疗纠纷等的处理。

前台:在小型诊所就是袖珍版的牙科门诊经理。一般而言,前台常由态度亲切、沟通和服务能力佳的非医疗专业人士担任。前台的工作可以概括为电话预约和患者来诊接待,治疗方案打印说明,以及预约提醒和治疗后回访等患者管理的工作。

牙科助理:由受过牙科专门培训并得到行业协会获得资格认定的人员担任。在一家小型诊所,牙医助理常是医师的数倍,以使牙医的效率得到最大的发挥。有经验的助手会提前作好牙医接诊的准备工作,事先了解医师的治疗意图,全程配合牙医的临床处置,并兼任牙科器械的保管等工作。

牙科卫生士:这是西方牙科诊所的基本配备,是牙医的重要帮手。经过牙科专业严格培训的牙科卫生士,担负着患者口腔健康教育、预防措施的实施以及牙科基础治疗如牙周病的治疗等工作,极大地减轻牙医在预防保健和一般牙周治疗方面的工作负担。

诊所技工士:有条件的诊所会购置部分技工设备,设置牙科技工室,以在美容修复如比色和修改修复体形态颜色等方面形成优势。现在越来越多的诊所购置 3D 扫描仪和 CADCAM 车瓷设备,使得很多原本需要送往技工所加工的修复体能够在诊所内完成，技工士功不可没。

后勤及保洁人员：在维持诊所的运作和维护诊所的环境，以及设备维修保养、器械清洗消毒等方面不可或缺。

46. 善待员工就是善待自己

在经济发展的年代，不少牙医已经不满足于执业，而是选择开业，进而追求规模，逐渐完成从医师到医商的转变。这在还是刚刚出现牙科医疗私营化的中国医疗服务市场中也并非少数。也许目前中国的医疗服务领域存在着让某些牙医长袖善舞的机会，和很多不断壮大的企业一样，出现不少大型甚至连锁的牙科医疗机构。这并非什么坏事，起码使得不少希望走进市场但尚未作好准备的牙医们有了过渡的平台，积累经验和作好独立行医的准备。

在西方国家，也不是每一个刚刚考取牙医执业资格的牙医都有能力开业，虽然开业本身就是牙医的自由和权利。很多牙医多选择在已经开设牙科诊所的前辈那里实习过渡一段时间，等到准备好了就会开始自己的事业。这就使得这种实习的阶段不会太长，而且其结果在一开始就已经明确。作为诊所的拥有者，很少有人会把自己当成老板看待，也不会将年轻的牙医看作为自己赚取利润的工具,而是更像师傅和徒弟的关系,寻求工作中有年轻的同伴配合和互补,甚至有些仅仅因为自己有机会多安排休息,或在外出时有人代班,不至于冷落了患者。

在这样的关系中,牙医们只是在同一屋檐下工作,彼此都会分担诊所的运营成本,一般只看自己的患者,只在对方外出时临时照顾对方的患者一段时间。这种关系难以用雇佣关系来描述形容,只能算是一种临时的合作关系。有时候这种合作关系维系久了,就自然而然地成为合伙关系,就像我们在西方国家经常看到的某医师和某医师联合诊所。

但是这种医师间的互助,彼此独立和维持尊严的合作或者合伙关系,在当今中国的牙科界却没有市场。我接触过很多在私立大型诊所中工作的年轻牙医们,已经习惯于将诊所的所有人称为老板,将自己称为打工的医师。在这样的背景下,医师只是从为政府打工,转变成为私人牙科诊所老板打工,命运没有得到根本性的改变。

在国外,一家牙科诊所只有一名牙医是再正常不过的事情,至多时不时有临时合作的牙医加入,规模稍大一些的诊所也多为牙医和牙医的联合诊所。但是,你去国内大部分只是作为个体牙医登记注册和开业的某某牙科诊所去看一看,哪一家不是牙医一大堆!这些牙医中的大多数从一开始就是和诊所"老板"也同样是牙医之间存在着雇佣关系,在同一个平台上做着同样的工作,却显然存在着种种不平等。不知从何时起,医师成了医师的赚钱工具,报酬甚至是零底薪加提成!这可能是中国牙医界的发明!而如今的公立医院也大多采用提成这种计算酬劳的方法,只是较私立诊所多一份政府支给的基本工资。从此之后,私立牙科的从业牙医们(那些老板除外),开始了按提成取酬,为提成推荐治疗的无奈行医生涯,诚为可悲。

很现实的结果是,同一家牙科诊所中出现的不少牙医老板有车有房,经过数年奋斗之后成为有产阶级,而打工的牙医们只要几个月失业恐怕就要饿肚子的两极分化现象。

难以想象一个无底薪按提成取酬的牙医会将工作的诊所当成自己的诊所,会将患者的利益,会将医疗道德,会将适应证放在首位。这样的牙医,绝不会是牙科诊所信誉的维护者。

47. 比患者守时

不要说去诊所见医师,几乎只要办事,只要会占用对方(当然也包括自己)的宝贵时间,都应该守时,这不但在西方国家,也是任何文明社会中人人应该遵循的处事准则。牙科诊所采用预约制,既方便有需要的患者在其有空的时间段来诊,又使得医师提前做好准备,尤其是复诊做治疗的患者,医师可以有充裕的时间推敲治疗方案,构思最佳工作流程,可以和助手做好术前沟通,事先将器材等准备好使其处于最佳工作状态。这无疑将使得治疗过程顺畅、治疗质量得到保证。也会使得医患关系融洽,医师和诊所其他员工配合默契。对患者来说,提前预约好时间,就无需担心无谓的等候,可以提前安排好诊疗前后的工作,而且对将要实施的治疗心中有数,从而从容面对治疗。

但是如此对双方都有利的预约形式却常听到医患双方的抱怨,因为总有一方不守时,使得后面的预约被打乱。这常使坚持预约诊疗的诊所困惑不已。对此我也深有同感,不守时并非医患之间的约束出现问题,更是全社会的信用危机的表现,甚至已经成为现实生活中的流行元素。我回国后也多了参加各种会议和活动的机会,每次都按时赴会,每次都要久等 30 分钟以上,常为此生气。后来有经验者告诉我主办者起码都是提前 30 分钟通知开会的,领导大多繁忙而姗姗来迟。上梁不正下梁自然歪,老百姓自然有样学样了。

对于老不准时来诊的患者,诊所和医师应该如何应对?除了体谅谁都有突发事情爽约之外,提前提醒是最常用的办法。在预约的时候前台的同事就需要将诊所预约的制度向患者解释清楚,告知如有时间改变,务必提前联系,否则影响其他患者的约诊,同时打乱医师的工作。在征得患者同意的前提下设定提前联络的时间和方式。对于有无故爽约的患者,更应记录在案,给以更多提醒。

牙医在诊疗中也会时常遇到突发状况影响工作进程,不得不拖延时间,影响到下一位患者的预约时间。这种时候,必须向下一位等候的患者亲自致歉和说明原因以求谅解。一般而言,医师的道歉容易安抚患者的不快。如果可能,每一位患者的预约要有间隔时间,以作为突发状况的缓冲时间。有些医师因为担心患者可能爽约而影响工作效率,会在同一时间段里约诊两位患者,出现撞车情况,结果弄得手忙脚乱,难以自圆其说。

牙医比患者守时,才能形成对患者正面的影响,才能纠正某些患者缺乏信用和不尊重医师和其他患者的毛病。但是,对于经常爽约的患者,或者经过提醒依然我行我素的患者,那只能令其另请高明,绝不应该姑息。这是为了其他患者的利益,也是为了医师的尊严。

48. 能够沟通的技工中心

我会经常联系与我合作的义齿制作中心,乐意与牙科技师们交流,也会时常将修复体戴入患者口内的情形拍摄照片反馈给技工中心,让技师了解他们的杰作获得的好评。甚至会专程驱车前往近百公里外的义齿加工中心,为了一位对牙齿修复体不满意的患者,去和技师沟通。目的是让患者在戴牙的时候露出开心的笑容。

诊所在我以前的名片上印有美容修复医师的头衔,这是噱头,我极少做单纯的美容牙齿修复,尤其是需要磨改和破坏健康牙齿。除了不忍心破坏患者健康的牙齿同时对此类患者的动机有疑问外,另一个原因是诊所内没有美容修复级的技师配合。国外很多专做美容修复的牙科诊所,经常是和有经验的技师一起开设的,椅位旁牙医和技师共同看诊,技师第一时间了解患者的要求,试戴后修改细微的不足之处,从而制作出令患者欢呼的精美修复体,真是聪明之举。牙科器材商将 3D 打印技术运用于牙科的牙齿修复,发明了 CADCAM 自动车瓷的机器,使得原本需要花费一周以上时间送义齿制作中心的修复体能够在诊所内快速完成,这是没有时间等待的患者的福音。于是有牙医向患者宣传,将其称之为牙齿修复技术的劳斯莱斯,但这纯属忽悠。你想想看世界上真正称得上名牌货的,哪一些不是由充满艺术气质的技师手工制作的?

不知道从什么时候开始,牙科技工士纷纷离开牙科诊所,告别和牙医合作看诊的模式,都被收罗到超大型义齿加工厂的门下,通过一条条流水线完成牙齿修复体的每一道工序,高效地"生产"品质基本稳定的各种修复体。在这样的加工厂里有近半数员工并非技师,而是负责和牙医联络和接国外件的翻译人员。经常会接到服务态度很好的客服打来的电话,沟通修复过程中可能发生的状况和细节。但是令人困惑的是如何将修复中的具体建议和患者细微的要求转告给技师呢?

无疑能够和牙医沟通的技师以及沟通管道的畅通是制作出精美牙齿修复体的首要条件。在选择你想要委托的加工中心之前,能否直接和技师及时沟通将是能否形成加工合同的关键点。然后是利用尽可能快捷有效的沟通手段保持沟通管道的畅通无阻。牙医应将患者的要求详尽描述,口内的状态和邻牙的形态和颜色等准确对比,拍摄近距离的数码照片,及时传送给技师,并附上牙医的建议等。技师在设计和制作过程中,也常会打来电话与牙医商量讨论。有了这样的几个回合,符合患者要求和美学标准的牙齿修复体才能完成。当牙医在为患者戴牙粘固前先要对患者展示,待患者本人确认无误后才能正式永久粘固。戴牙后尽可能拍摄照片作为资料留存,也应及时将戴牙的信息及时反馈给技师,以利于让技师看到戴入患者口内的照片,看看哪一些地方还存在改进的可能。这样的医师和技师之间的交流沟通必须形成常态,以确保修复体的品质。牙医和技师是合作进行牙齿修复的伙伴,彼此尊重和保持良好沟通是修复体品质和美观的保证。

49. 数字化牙科诊所

最近多种媒体不断出现 3D 打印技术的报道,引起坊间阵阵喝彩。其实早有一些牙科诊所捷足先登,将三维空间概念运用于牙科诊疗之中,在诊所中引进通过口内数码扫描仪读取预备后的牙齿的三维形态,通过电脑分析和修正,立刻通过 3D 打印机器将瓷块雕刻成牙齿的形态,患者只要在等候区喝上一杯咖啡的时间,就能将美轮美奂的一颗崭新的牙齿安装在嘴里,大功告成。

但是患者更多的是在拍摄一张全牙列的全景 X 线片之后立刻在电脑屏幕上看到自己牙齿的映像,能够和牙医一起了解自己每天都在使用,但却知之甚少的牙齿,常能听到他们的惊呼。可能自从人类有了思想的萌芽,就开始首先琢磨如何更好地享受食物,因为在几千年前就有了牙医这门职业,这从出土文物中几千年前的人类牙齿上残留的修复物的发现可以得到证明。因而牙科医疗一直给人以古老的医疗行业的形象。即便是我们牙医当中,以重复前人经验为日常工作,仅仅将牙科看作为患者解决病痛、同时自己赖以谋生的行业的同行也大有人在。可是文明的积累必然引发科技的爆发,而我们正幸运地处于这样的科技革命时代。记得十多年前我刚留学归国,有某医疗集团请我去讲演,希望了解牙医界的最新动向,我为此整理了十项最新牙科新技术,而其中竟然有半数涉及牙科的数字化革命,如:诊所患者管理和多媒体咨询软件、牙科美容影像处理技术、X 线和口腔内镜数字化系统、3D 义齿打印技术等。因此,我还专门在刊物上撰文展望数字化牙科诊所必将成为牙科发展的方向,鼓吹牙科的新时代即将到来。

如今,即便是国内的很多牙科诊所,数字化技术也都已经无处不在。诊所的前台如果接到某位患者的预约电话,病历中的患者资料和影像就会立即显现,使其能准确了解患者的病历信息。并且可以将此发往医师的手机,患者可能不需等候多时就能接到医师的电话,得到合适的指导。当如约而来的患者坐上牙椅,通过对面的屏幕首先看到的也是自己牙齿的影像,可以非常直观地和医师讨论病情和治疗方案。这对那些与时俱进的诊所来说,现已成为常规。

还有很多你看不见但却关乎治疗和牙齿修复品质和效率的数字化技术在不断被运用到牙科医疗中来。比如成年人牙列不整齐者的福音——隐形矫正技术正是利用网络的高速传输技术,将患者口内的信息通过扫描准确地传输到远在世界某地的分析中心,通过分析后制作出一整套的透明矫治牙套,在一段时间循序渐进地佩戴后产生神奇的牙齿矫正效果。还有全口牙列缺失的患者,已经有可能在植入一排种植体后立即安装由电脑事先设计和制作的全口义齿。这些数字化技术的运用,引发了牙科这一古老而高尚的行业的革命,也使其服务品质得到不断提升。

如今的牙科诊所,已经不再仅仅只是帮助患者解除病痛的古老场所,同时也是同步科技进步、展现美好生活和引领时尚的地方。如此,才能回应现代患者的期许和时代的要求。

50. 私立牙科定价原则

既然牙科诊所是一个企业,牙科医疗服务被称为一门生意,关乎患者健康的医疗消费,那面对众多诊所的竞争,私立牙科诊所的定价必然是市场的产物。

新时期的中国牙医们幸运地有了随医疗市场起舞的机会,能够以自己的专业精神和技术学问,以创业者的身份投身市场,以医疗服务提供者应有的道德操守,追求自身的价值体现和尊严。与公立医疗机构服务价格受到政府医保体系指导和监管不同,私立牙科诊所的服务价格由诊所自己设定并报卫生行政管理部门备案和公示，并提前告知患者。

前文有所提及，国内公立医院的牙科价格体系作为历史遗留问题，其定价机制背离了牙科医疗服务的价值，轻视医护人员的劳动，早已成为医疗改革和医疗服务水平提升的绊脚石。我的一位同学贵为公立医院的教授，国内数得上的根管治疗专家，做一颗费时费力的后牙根管治疗，政府指导收费仅区区几百元人民币，而另一位同班同学在美国开业，同样的治疗收费一千美元有余！同样是牙医，差距之大令人震撼。在价格不能体现劳动价值这种扭曲的现实面前，不少医师不由得内心产生了动摇，并将这样的心态表现在日常的诊疗中。时有耳闻仍有不少医师为本来应该需要也可以进行根管治疗的牙齿偷工减料只做早已淘汰的干尸术，一些民营的牙医们在和患者讨价还价后白送根管治疗的费用以确保患者接受烤瓷牙的修复，令人不得不深思其乱象背后的无奈现实。

随着牙医私人开设个体诊所以及民营资本参入牙科医疗服务市场，旧有价格体系受到强有力的挑战，牙医们开始能够按照自己的意愿和实际的成本核算来制订服务价格。但是，因缺乏参照，开业的牙医们在为自己的诊所制订价格时普遍感到困惑。不少诊所缺乏创意，缺乏自我审视的眼光，盲目照抄公立医院牙科服务的价格体系，结果发现没有政府财政支持，自负盈亏的私立牙科诊所无以为继，并将自己摆到了和公立医疗机构正面竞争的窘境之中。而市面上不少号称连锁口腔门诊的牙科诊所，则参入不少商业元素，会员制优惠有之，团体商家折扣有之，时节促销更不可少，还常见优惠治疗券跳水价出让,如此种种,使接诊的医师心情如同过山车,患者和患者之间形同跷跷板,如此短期行为,不知如何成为百年老店?

在西方国家,牙科医疗服务大致分为政府医疗保险主导和市场主导兼商业保险结算两种方式。前者含有福利的成分,主要提供基础牙科医疗服务,价廉质低,但涵盖人群面广泛,是其优势。牙医自主开业,与政府医保系统签订合约,接受服务价格的指导,定期与政府结算,这样的牙医常被称为保险牙医,以日本和英国这类国家为代表。而美国等国家的牙医自主定价,但又常与商业牙科保险合作,按照要求除了紧急治疗之外,先将治疗方案提前报送保险公司审核后方给予支付。而保险公司并非总是选择低价的诊所合作,而更愿意选择和即便价格贵但有良好口碑的诊所合作,其用意当然是在意受保人的感受,希望受保人得到超值的服务。

比方说中国沿海城市已有较多国外资本投资创办的国际医院,提供高价优质的医疗服务。奇怪的是国际知名的商业医疗保险公司非常愿意和这些高端医疗机构合作,热心为自己的受保人赔付高额的医疗费用。由此可见,政府的医疗保险多选择与低价的医疗服务机构如公立医疗价格合作,为的是较少赔付,同时维持公益性。而商业医疗保险更注重与通过良好服务的私立医疗机构合作,宁可支付高额的费用也不愿意牺牲受保人的优质服务。

中国似乎采取的是公立医疗机构面向基层提供基本医疗服

务,私立医疗机构作为补充提供特需医疗服务的公私立牙科医疗机构互为补充的牙科医疗服务模式。其目的既能兼顾到不同消费层次的患者的需要,又能减轻政府在医疗服务方面的巨大投入所面临的财政压力,而且又能迎合不同医疗消费人群的需要,符合发展中的中国国情。

那么,没有政府资助,却又被推到服务于高端医疗消费群体的私立牙科该怎么定价呢?

有人提出以下两种公式:

$$价格 = 成本 + 市场承受力?$$
$$价格 = 成本 + 牙医的价值!$$

哪一种你更认同呢? 在牙医们交流的多种场合,有不少诸如牙科医疗服务价格应取决于诊所经营成本核算、牙医想赚多少就定多高的价等议论,莫衷一是。我的观点是:其一,牙科医疗服务的价格首先是服务的价格,而非材料设备的价格;其二,价格最要紧的是要体现牙医们专业劳动成果的价值;其三,价格高低取决于治疗的难易和风险的高低;其四,价格需要反映牙医作为专业人士其在社会上的应有地位。任何不合理的医疗价格体系,都不可能提高医务工作者的道德水准,更不可能促进医患和谐关系。就我所知,任何西方国家中包括牙科在内的医疗服务价格都不是廉价的,这是对从事极具风险的医疗工作的医务人员的尊重,也是其社会地位和价值的基本体现。这早已得到社会各阶层人士的普遍认同。无论是采用全民医保的日本等国政府,还是以商业保险为主的美国保险公司,都会对这种体现医师价值的价格给予认同和支付。

假如你执业的诊所能够制订出合乎医疗服务价值、同时又能为你的患者所接受的价格,并且在提示治疗计划的同时提前将收费告知患者,在患者同意并签字后预约进入治疗程序,这必将让你和患者之间形成彼此尊重而稳定的医患关系。

51. 不要做讲价高手

很多牙科诊所都是医师直接向患者告知治疗方案的费用,这成了初诊最重要的工作,关乎医患关系能否建立,服务能否成交,这种时候牙医不得不变身为临时商人,成败在此一举,不可谓压力不大。以中国国民的消费习惯,一向有漫天要价、落地砍价的传统,于是乎医患之间你来我往频频出招变招,煞是热闹。

在我听过的不少医患沟通的讲座中,有些讲者把讲价的技巧也列入其中,根据需要把价格顺着讲倒着讲、见什么人什么讲法等等,渲染其讲价的功力炉火纯青。这已然已成一门学问。听后总感觉是一卖材料的,无非不同的材料做成的义齿性能使用寿命不同,高价的东西物有所值云云。我在美国的时候了解到美国的保险公司认同的牙科治疗价格的核心是体现医师专业知识和技能的价值,以及对医师辛勤劳动的尊重,至于材质,并无多大价格差异。所以,医师只根据患者的需要指定某种材质用于修复,不同材质之间价格的差异也大同小异,绝不会以材料作为诱饵,对患者展开一波又一波的价格攻势,直到患者投降,牙医大获全胜为止。

我对此类讲座常常不以为然。价格一旦由诊所(牙医)制订,就成了医疗机构的收费标准,跟医师再没关系。医师只对诊疗行为负责,只对治疗计划中的技术成分以及患者的担忧做出回应,并对治疗的过程和可能的结果发表看法。价格等的沟通属于诊所行政方面的工作,应由经理打印出清晰注明各项治疗费用的治疗方案,告知付款的方式和预约等事宜,待患者认同签字后安排治疗的实施。医师远离金钱,就会远离很多是非,不仅更能专注于专业工作,也会少很多纠纷。试想牙医难免有亲朋好友来诊,很多患者也早已熟络,不给折扣情面难却,给了折扣又怕造成对其他患者不公。与其进退两难,不如明确告知患者,医师只管看病,价格是诊所定的,一视同仁,告知和解释属于经理的职责范围。而经理也无需花言巧语,一律和治疗方案一起打印,并乐见患者回家商量考虑,甚至建议患者货比几家。这样做的好处太多:一是使医师从事务中解脱出来;二是让医师形象更为专业;三可避免医师和患者双方的尴尬,最终让合适的患者留下来,同时尊重一部分患者因其自身的原因另请高明。

所以奉劝那些热衷亲自和患者讨价还价的牙医们,不要再做讲价的高手,而是将诊所合理制订的服务价格成为初诊检查咨询后制订的治疗方案中包含的一部分,由前台经理打印告知患者。

52. 病历不仅记录病情,也是市场问卷

公立医院不知道为什么大都不保存病历,病历跟着患者走,也许是方便患者在不同医院之间自由就诊。我在接诊过程中也时常从患者手中接过公立医院的病历本,诊疗内容可谓滴水不漏,但扉页上患者信息就显得稀少简单,除了姓甚名谁,是男是女,年龄多大之外,就再别无他物。

但对于私立牙科诊所,患者的病历资料可以用诊所的财富来形容。如果你有机会走进欧美的大型购物商店街,总会发现不少前台面向行人的牙科诊所设置在其中,几乎无一例外都在前台上方的文件柜中整齐排列着大量的文件夹,那一定是患者的病历。这些排列整齐的患者资料,俨然成了展示诊所历史和良好声誉的最佳素材,难怪每一个诊所都如法炮制。

如果你是第一次访问其中的某一家诊所,你最好多准备一些时间以便在病历上填写相当多的个人资料以及不少问卷。家中小女前往美国读书,前往某家庭医师诊所做身体检查,笑容可掬的前台小姐递过来一叠纸张说,请花点时间先填写病历。接过来一数,我的老天,竟然有 10 多张纸之多! 内容涵盖个人信息和病史询问等,简直包罗万象。

　　看来初诊是需要时间的这一点不假,第一次医患接触,彼此都需要尽可能多地了解对方。我就曾将诊所的病历首页做出过重大改动,添加了有关患者来源等调查内容,比如通过什么途径了解本诊所? 是亲友介绍,还是看见广告? 或是健康宣教等,前台都会仔细询问和做出详细记录。我从病历首页上看到前台的记录,是谁的朋友,和谁来自同一家庭,谁是谁的介绍者。这样的询问就是一份迷你的市场问卷,由此可以追根溯源,统计出患者的来源和他们之间的关系,从事什么样的职业,属于什么样的阶层等细节,以使医师容易把握患者的来历。前台每天都会将病历上的各种信息录入电脑,同时设定提醒,使得患者的病历纳入了诊所的患者管理。

　　在包括电子病历在内的病历上,常还附有治疗方案和实施情况,标明何时需要提醒患者复诊。甚至患者希望的提醒方式和时间段都会详细记载,以防止贸然打扰患者引起不快。如此这些,都需要在病历上详细记载,使患者管理落实到细微处,服务品质体现在细节上。

　　通过定期的病历统计,不但让医师了解患者来诊的次数和频率,治疗方案实施的进度,也能了解患者来自什么社会阶层,对什么样的活动和方式较能吸引患者来访等作出评估。

　　但是不少牙医每天忙于看诊,已经习惯于匆忙地记录诊疗的简略内容,习惯成自然,已经到了机械的程度,有时候连病历首页上患者姓甚名谁都懒得一瞥,因此忽略了不少患者的背景,少了很多本来可以亲切交流的内容,使良好的医患关系失之交臂,诚为可惜。

53. 牙科医疗保险和牙科计划

如果你的诊所经常有外籍人士来诊,你一定经常在治疗后还要做一件事情,为这些客人填写一份保单。通过这样的过程,你可能就对牙科保险是何物有了初步的了解。

牙科医疗保险可以是国家医疗保险体系中的一部分,而更多的是商业医疗保险的其中一项。虽然各国的医疗保障和医疗保险体系存在差异,但是赔付程序都有些类似,除了急诊或小额的基础治疗之外,常需要牙医将诊断和治疗方案事先反馈给保险公司,在保险公司认可之后才能实施治疗,否则可能会有不予赔付之虞。在欧美及其他西方国家,虽然国情有差异,但是对牙医的尊重和对其劳动价值的认同却惊人的相似。很多跨国商业保险巨头,出于维护受保人的权益,绝不会推荐廉价的牙科医疗服务,而总是希望受保人能够得到最优良的服务,并非常乐意为此赔付较为昂贵的费用。因此,西方的牙科诊所很少有不和商业医疗保险公司合作的。一旦诊所和这些医疗保险公司建立合作关系,牙医或诊所的信息就会被印在保险小册子上,以方便受保人在需要的时候快速找到合适的诊所。一些较为大型的牙科诊所,还会和保险公司签订无现金就诊协议,让患者看诊后直接离开,而由保险公司直接或通过第三方和诊所结账。在这样的诊所里,就多了一个新的职位——保险专员,以协调和处理诊所和各保险公司之间的合作及结账事宜。而一些国家推行政府主导的包括牙科医疗服务的国民医疗保险,开业的牙医和政府签订协议,这样的牙医常被称作保险医师,以获得大量的患者,但必须接受政府的医疗价格指导。

在中国,牙科医疗服务作为非必需医疗项目基本上不在政府的医疗保险范围之内,所以在中国也无专门和政府医疗保险合作的保险医师可言。但是政府对政府投资控股的医疗实体公立医院,实行政府指导的医疗定价,以维护其一定的公益性。由于这种过于强调公益性的价格体系完全无法体现医师的专业劳动价值,也无法使医疗机构得到良性的发展,最终患者的权益实际上没有能够得到有效的保障。而应运而生的私立牙科医疗机构,由于拥有自主定价权以反映其自身的服务价值,得到快速发展,成为公立医疗服务的良好补充。但是中国尚未有真正的商业牙科医疗保险,所以还无从谈起私立牙科和保险公司的合作。其原因当然不是保险公司不想做牙科医疗保险的生意,而是几十年来被扭曲的牙科医疗服务的价格体系能否如西方国家那样得到体现医师价值的拨乱反正。就目前而言,只有少部分定位高端或者服务于外籍人士的牙科医疗机构率先和国外商业牙科医疗保险公司合作。但是最近听闻国内某知名牙科连锁品牌已经和同为国内的保险公司共同推出了商业牙科保险,成为试探市场的第一个热气球,值得关注。

但是并非牙科诊所不和保险公司合作就不能在开拓患者来源等方面无所作为。牙科诊所完全可以按不同的时节推出诊所自己的牙科优惠计划,或者针对特定的患者群体如妇女儿童给予特别的折扣,以使诊所更为灵活地吸引更多的患者前来体验。有规模的诊所也可以通过和一些企业或社会团体签订牙科保健服务协议等方式增加较为固定的潜在客户群。

54. 患者有知情权

牙医在为患者实施治疗之前,理所当然会做出符合适应证的治疗方案,并在患者签字确认后实施,这早已成为常规,不足为奇。但是,如此而已,是否就万事大吉?这些年曾在国外发生的多起涉及牙医的官司却让我们警醒。一名患者有牙齿缺失,牙医给予牙桥修复的方案,患者签字同意,牙医实施治疗,修复后功能美观都无问题,本来应该高枕无忧的牙医,却因这样的"完美治疗"吃上了官司!原因无他,只因牙医在治疗方案中没有罗列出包括种植牙修复在内的其他治疗方法,以及各种方法的优缺点比较。这就有了牙医代替患者选择和决定治疗方案之嫌。

任何一名医师,因其自身的专业取向不同,对某些治疗存在经验的多寡,或者出于对某新技术新材料的喜好,甚至学术流派的不同,都有可能反映到治疗方案中,并造成不同的治疗结果。也有不少"好心"的医师,向患者特意推荐自认为最好的治疗方法,而忽视了其他选择。在很多情况下,由于医患双方专业知识以及信息的不对称,患者总是处于弱势的一方,常对医师的主张逆来顺受,被动接受。

就以牙齿缺损为例,理论上有多种修复的选择,是选择固定的桥修复,还是活动义齿修复,或者较新的种植牙修复,甚至暂时不修复,都应向患者详细介绍,对各种方法的优缺点以及费用等情况给予正直的说明,由患者在理解和比较的前提下作出自己的判断。

曾有不少患者拿着其他医疗机构提出的治疗方案来诊,其中不乏对方案抱有怀疑态度的患者。出于不诋毁同行的原则,除了正直地表达自己对治疗的看法和给予充分说明之外,也会委婉地向患者说明牙医各有所长,经验有所不同,学术背景各异,治疗方案不尽相同很正常,还是请患者慎重决定符合自己心愿的治疗方案为宜。

但在学会这样的内部交流场合,我们时常针对一些引发医患纠纷的病例各抒己见,亮出自己的批评观点,展开讨论。其中不少是关于种植牙治疗的病例。常见的是对尚有可能通过根管治疗后牙体修复的牙齿被建议拔除后种植的质疑。是主诊牙医出于对残冠(残根)牙齿治疗束手无策,还是因为追求种植牙的高额利润?不能不让人心中产生质疑。

牙科是一门道德生意,牙医有道德者为之,断不可出于私利或者因为对某些治疗经验的不足,随意推荐有利于自己却有可能损害患者利益甚至让患者受到永久伤害的治疗方案。如果治疗并非急需,最好不要在制订治疗方案的当天实施治疗,应给予患者思考和征求家人意见的时间,如果患者尚有犹豫,更应建议患者货比几家,去其他诊所多做一些咨询。

牙科医疗的纠纷多因医患沟通不够,患者尚未完全知情之时作出日后反悔的决定而产生,牙医必然要为此承担主要责任并为造成的后果付出代价。

55. 超级全科牙医

全科牙医是相对于专科牙医而言的称谓,彼此并不存在孰高孰低的地位之争,只是分工不同,互为补充,并存于牙科医疗服务体系之中。在以美国为代表的西方国家,全科牙医和专科牙医各有各的专业取向,彼此有着清晰的界限。专科医师多从全科牙医中来,而一旦成为专科医师,就会放弃全科牙医的工作,从此专心从事某一领域的专科诊疗工作。成为专科医师,除了自己的专业取向得以实现,成为名副其实的专家,在某一领域的学术地位得以提升之外,理所当然地也有了提高收入的可能。

但是成为一名专科牙医并非所有全科牙医的梦想。全科牙科诊疗本身作为面向更为广泛的患者人群和更多服务项目的牙科医疗服务,具有更为宽广的专业拓展空间,也一样有很多机会实现牙医的专业追求。多年前访问美国的时候,就听闻业界有人提出超级全科牙医的概念,即将全科牙医的日常诊疗升华为多学科综合治疗方案的综合实施。这是需要全科牙医将日常诊疗中的十八般武艺都达到专科医师级的水准,同时融入种植牙新技术以及部分正畸技术而成的强大能力。以一个部分牙列缺失伴有牙齿松动移位,多个牙需要牙体牙周治疗的病例为例,以往的做法是,在实施一般全科治疗的同时,可能需要转诊至包括种植、牙周以及正畸等在内的专科牙医诊所会诊和处置。由此耽误患者的宝贵时间不说,不同专科在不同时间段实施的各项专科治疗如何衔接,是否能够组合而成最佳的疗效难以得到保证。而种植和一般牙周治疗以及简易矫正,都是在全科牙医的业务范畴之内,全科牙医通过学习和临床实践完全能够胜任的工作。关键在于如何根据患者的病情,将各项治疗合理而有效地贯穿于整体的诊疗方案之中,并有能力综合实施,为患者带来不亚于专科治疗的疗效,这是考验全科牙医是否真的"超级"的关键。

随着牙科多项新技术诸如种植牙技术的快速发展,成人牙列正畸技术的成熟,很多新的诊疗设备和器材如头部 CT 影像技术的普及,用于牙周治疗的激光治疗仪,诊所内快速修复设备 CAD CAM 等设备的引入,都像是给传统的全科牙科医疗插上了翅膀,使以往难以在全科牙医诊所开展的复杂治疗得以有效地开展。而网络的急速发展也使得牙科医师和技工中心的沟通变得容易快捷,甚至只要口内扫描就能将数据传输到万里之外的加工中心,并将制作完成的精美修复体送回诊所,很快装入到患者的口内。

因此,超级全科牙医并非高不可攀的技术高峰,而是全科牙医自我提升的途径和方向。在打下坚实的全科牙科诊疗的基础之后，还需努力拓宽诊疗的业务能力，并不断将牙科新技术和新方法融入到日常的工作中，以奉献患者的最大热情，为患者规划出最佳的多学科综合治疗和修复方案，并给予高效而高品质的综合实施，这样你也完全能够成为超级全科牙医。

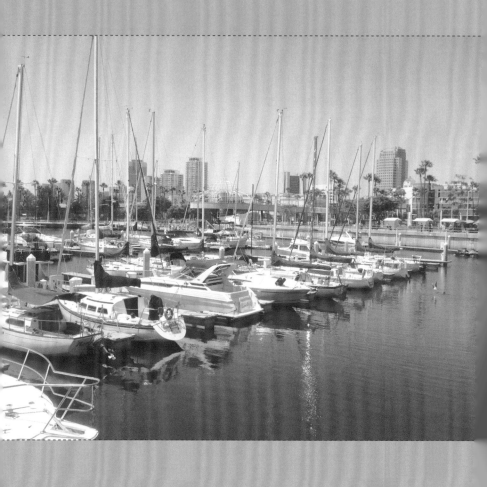

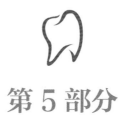

第 5 部分

成为牙医就注定苦辣酸
甜伴你一生

56. 星期四现象

我在留学期间每周有几次作为助手跟着教授看诊,其中星期四最为热闹,总会有很多早已经毕业在市区及周边开业的校友们回到母校,聚拢在教授的周围,或作为非常勤讲师指导年轻医师和实习的学生,或作为学生回母校回炉,重温难忘的大学生活,再次聆听教授有关牙科最新动态和技术的讲授,为的是能够把握牙科发展的脉络,使自己的知识得到及时的更新,永不落伍。有些年纪足以做我老师的资深医师,已经连续跟随教授几十年,每个星期四都会风雨无阻地出现在教研室或门诊的诊疗室。不但如此,大家还自发地组成同门会,定期联络感情,交流工作经验教训,形成极为稳定的人际网络。

我曾很多次试图解开这群人数十年如一日地出现在教授周围的答案,仅仅是因为他们对教授的恩情难忘和对母校的眷恋吗?相熟之后,好几位开业很多年的老医师给了我相同的回答:市场竞争激烈,只有不断紧靠学术前沿才能不断有信心和能力面对患者,而追随教授是最容易使学术水平提高的方式。如此说来,除了感恩,更多的是务实的需要。想到他们中的很多人给我讲述过的开业的心路历程,感受到他们所说非虚。在日本经济起飞的年代,类似中国眼下所处于的经济环境,老百姓健康保健意识一下子被打开,牙科诊所犹如雨后春笋般在各处开业,一个刚毕业不久的牙医,都会有不少银行的放贷员找上门来,无需出资,只要在贷款协议上签个字,剩下的有关诊所申办、选点和设计包括设备采购等,都由银行一手操办,只待诊所建成后牙医前往上班就成。然而经济从高速增长转落为低迷的如今,东京都内牙医出现过剩,很多诊所处境困难甚至惨淡经营,不要说银行对牙医避之唯恐不及,没有经济实力的牙医都不敢在市区开设诊所。

很幸运中国的牙医们尚无类似之忧。中国经济仍处于类似于日本三十多年前那样的经济发展和民众健康意识急速提升的年代,牙医们与其说相互竞争,倒不如说共同培育和引导即将到来的牙科医疗消费的黄金时代。毋庸讳言,虽然中国的牙医尤其是全科牙医们面临难逢的机遇,却急需补上做一名开业的全科牙医的课。资讯的发达和丰富使得我们未必一定要以某种固定的形式获取知识的更新,但是每一个牙医都必然需要交流和互助的平台,同步先进的预防保健理念,学习最新的治疗技术,交流开业的酸甜苦辣,尤其是在师出同门的校友之间更亲切、更欢畅。

57. 医师会积极分子

在各大公立医院上班的牙医们,常有机会参加医院主办的各类学术讲座,了解行业的动向,学习最新的技术。可是一旦成为开业牙医,不但工作环境发生很大的变化,从协同合作的工作模式转变成一亩三分地的自由耕作,不得不独自面对工作中经常出现的困难,独立承受种种压力,也容易产生孤独感,因而更渴望同行间的交流。

正是出于这样的需要,开业牙医自己的组织,冠以各种名称的牙医师协会就应运而生了。这种类似社团的组织虽然需要申请由政府审批,也有组织架构和财务制度,但不同于商业机构,不以盈利为目的,是由牙医们为自己搭建的交流平台。行业内众望所归的医师们被推举为理事,在和全体会员们商讨后制定出协会的章程。成为会员后的牙医们会缴纳一定的会费以作为运作资金,并以自己的意愿和所长参与协会的各项活动。每当协会举办活动,总能见到一些医师主动担当会务组织和后勤方面的工作,完全是不计报酬的义工角色。每次活动时会员们济济一堂,从欢声笑语中就能感受到这是大家的开心时刻。

20年前当我还是留学生的时候,就得到老师的推荐加入过当地的牙医师协会。除了从不定期的学术交流活动中学习到很多临床经验之外,更能领略牙医们的风采,交流行医的乐趣和生活中的趣事,结交到很多同行的朋友。

随着国内牙医自主开业的暴发性增长,各地牙科医师会以各种形式纷纷成立,短短数年间已成席卷全国之势。即便如西北经济相对欠发达地区如宁夏回族自治区,也已经成立民营牙医师协会,我有幸作为广东的同行前往拜访交流,感受到西北地区的同行们成就绝不亚于沿海地区,甚至已经形成取代部分政府行政职能,实现行业自我管理,牙医继续教育培训考核等,使得行业得到更多社会认同,牙医安心和较为自由的执业环境,功不可没。

但是中国牙医界却存在着官办(公立)牙医师协会和由私立开业牙医自发成立的民营牙医师协会并存的奇怪现象,甚至还有不少省市的民营牙医师协会还只能挂靠在公立牙医师协会之下,组织活动都必须得到公家首肯才能举办的尴尬局面,甚至在某些私立牙科远超公立医疗规模的沿海城市也如此,堪称中国特色,耐人寻味。

各地的牙医师协会已经成为牙医之家,也是逐渐作为牙医们的代言人在社会上发出属于牙医的声音。在不少西方国家,牙医师协会甚至作为政党的强有力的后援团体发挥其政治影响力,并在国会和各级议会都有自己的代言人。而刚刚起步的中国各地的私立牙医师协会,也必将在规范牙医们的医疗行为,提升牙医的社会地位,凝聚行业精英和共识,实现自我管理和自律,帮助更多牙医成功开业等方面作出更多贡献。

58. 中国的牙医为何纠结?

有统计云,在中国,只有不到两成的医师希望子承父业,牙医的比例大致相若。这与西方医师中的 80% 以上希望后代接班形成强烈的反差。同处地球村的中西方的医务工作者,为什么在职业观方面相差如此悬殊?

在西方国家,医师和牙医一直是社会倚重的精英阶层,一直是百姓健康的保卫者,在社会上有着崇高的地位。虽经几百年朝代更替,社会革命,医师的地位从未有过改变。也因此,要想成为一名医师,不但要智慧拔群,更需道德优良,愿意奉献社会者才能成为。我有一位世侄在北美不负众望考入医学院,亲友们奔走相告,喜悦之情难以言表。在西方国家,绝非因为你门门功课全 A 就能被医学院录取,更要看你对医疗的理解和曾经有过多少医疗体验,比如你坚持多久在医疗机构见习,有几次远赴非洲救助难民的经历。但是一旦你成为医学院的学生,就意味着你有了一个受人尊敬的将来。西方的医师之路,真有必先煅其体魄,劳其心智,积十数年修行而成功的艰难历程。同时,医师之所以拥有高尚的社会地位,并非仅仅因为舆论的美誉,更是因为其较高的价值体现。在美国每年的收入排名中,医师没有例外地占据大半数以上,而牙医也总能占据几席。这是对从事关乎生命、极具风险、常常需要舍小我献大爱的职业的应有褒扬。

在你志愿为民行医,有幸进入牙医学院就读那一天起,你的职业生涯大致已定,那就是毕业后考取医师执照并成为一名家庭牙医。在哪儿行医,以什么样的方式开业,这是你的自由,无需看政府行政管理部门的脸色,更不必为此通路子走后门。只要你严守执业操守,兢兢业业,不断继续学习,你会在身边聚集起无数个信赖你的家庭,一代又一代地委托你照顾他们的口腔健康。

反观国内,从医学院的人才选拔开始,就存在缺陷。那些自己从事医疗事业的医师居然不愿意他们的后代接班,而向往成为医师的学子大多数对医疗缺乏了解,在医疗道德和人文情怀上没有做好准备。其次是医学院培养目标不明确。与所有西方的医学院校培养面向社区面向基层的全科医师教育体系相反,中国热衷于培养供职于各大医院的专科人才,很多医师不为医人,只为研究,与现实社会需要严重脱节。这些象牙塔里的医师,缺乏或根本没有兴趣面对基层患者的需要,更愿意接受公立医疗体系的庇护,谋求升官升职,追求学术地位。再者,长期以来中国医师开业不被鼓励,执业需要定向注册,医师如同听命于政府的机器,没有自由执业可言。

对于那些已经成功开业的牙医来说,也正面对诸如政策法规滞后、行业标准缺失、医师队伍良莠不齐、牙科消费尚未成熟以及服务价格五花八门等诸多问题。

如此环境下的中国牙医,焉有不纠结之理。

59. 当心一不小心医师变成医商

发展中的中国稀奇事多,牙科医疗服务成了资本运作的对象,牙科诊所的广告做到了公共汽车上,在城市里串街走巷,招摇过市。各种商业招数无需遮羞,直接被移植到牙科医疗服务中来,只有你想不到的,没有做不出来的。于是不少牙医成了资本的马前卒,由医师演变成了医商。

犹如厨师不习菜谱却学兵法一样,一些牙医和同行交流的已经不是学术问题,而是张口闭口生意经了。如此一来,不少牙科诊所成了挂羊头卖狗肉的主,台面上注重医患沟通,台底下磨刀霍霍,患者成了待宰的羔羊。其结果牙医的价值没有得到体现,而资本的价值却得到了快速增值。一时洛阳诊所贵,牙科医疗成了资本青睐的朝阳产业,希望引入民间资本办医疗的政府自然是乐观其成。

而原本应该是牙科医疗主角的牙医们却大都难以获得自由执业的机会,纷纷从为公家老板打工,转变成为私人老板打工,不但依然受制于人,其价值也不可能得到真正体现。

但最近有不少所谓资本运作的牙科门诊部(一般指规模较大,常又非医疗企业投资设立)纷纷出现转让或关张的传闻。

由非牙医开办的牙科门诊部是有着中国特色的医疗怪胎,是只能在一定的历史时期生存的官商结合的产物。中华口腔医学会前会长张震康医师曾指出,牙科医疗机构应由拥有牙医执业医师资格的牙医设立。在大部分西方国家甚至立法禁止非医师开办医疗机构。

如果牙医都能自由执业,都有机会耕耘自己的一亩三分地,必然会在自己的土地上辛勤播种,真诚服务患者,绝不会像商业投资者那样只在乎利润,在投资回报不如预期时冷血关闭诊所,置患者的切身利益于不顾。

作为一名牙医,期盼牙医自主自由执业在中国早日实现,即便这一代人无望,也希望在下一代中国的牙医身上成为现实。

60. 牙医都是艺术家

有时候牙医会当着患者的面制作临时冠桥,患者目不转睛地盯着牙医手持电钻的手,顷刻之间牙齿的形态跃然眼前,常会发出一声声喝彩。作为牙医,在我们还是学生的时候就会学习牙齿的解剖形态,做过很多雕刻牙齿的训练,牙齿的细微之处早已了然于胸。熟能生巧的缘故,即便在口内修复和恢复一颗或多颗牙齿的形态,都是片刻间的事情。但是,每一个人的牙齿形态,每一处窝沟和牙尖的结构,却犹如人的指纹,绝无雷同。加上每个人的口腔环境不同,咬合关系差别很大,使得依据每个牙齿的牙面和牙尖受力不同,而设计的牙齿形态和功能恢复大有学问。为每一位患者治疗和修复,都会面对种种的挑战,都是一次崭新的艺术之旅。我相信很多热爱牙科医疗事业的牙医们,在每天的诊疗工作中,都会以严谨的态度,艺术家的眼光和专注,通过精雕细琢,来回应每一个患者的期望。

牙医都是艺术家,我们这样自诩,更多的是因为自尊和自我鼓励,并以此体现牙医的专业价值。但是曾几何时,牙医(也包括其他专科的医师)们专业价值被低估甚至被无视,被一种不知所以然的"政府指导价"指导,以此来"降低"医疗行业的营运成本,使得很多人命关天的高风险手术费用竟然低于烫一次头发!在"廉价"服务思想的指导下,众多牙医只能成为"医匠",治疗成了机械的程序,很多复杂精细的治疗项目被简化,如根管治疗被简化成干尸术,让很多患者在数年后面对不可预见的风险和危机。

某日闲逛一家兼卖艺术品的书店,被一些造型别致的铁壶和锡罐所吸引,每一件都匠心独运,气质优雅,无一雷同。瞄一眼标价,竟然件件过万,心想区区几块钱至几十块钱的材料在艺术大师的创作之后成为一件件艺术品,其价值真是天壤之别!突然想到同样饱含牙医们的深情和精益求精为患者做的每一项治疗和修复,却常以材质论价,目前依然还是牙科医疗服务的主流,不禁气馁和遗憾。曾听过一位中国台湾的牙医关于讲价学问的演讲,无非是因人而异推介适合患者身份和经济能力的不同贵贱的修复材料,以材论价,总有一种适合你。而没有一句提及医师的艺术创作般的劳作价值何在。与此绝配的例子,竟然有牙医为了说服患者接受冠桥的修复,给予根管治疗免费的优惠!如此不自尊,如何受人尊重!不如我给这样的医师一个建议,只收牙医费时多风险高技术难度的根管治疗费用,冠桥白送如何?如果你查一下美国的牙科服务价格,你会发现牙医劳心劳力、风险高的治疗都是高收费的,而冠桥之类的修复因其技术含量相对较低都只定合理收费,而且不同材质的修复体其价格没有太大差异。

　　如果你将自己的牙科医疗服务当作艺术创作那样投入，你就有权像一位艺术家那样被尊重，你的劳动价值就会被认同。有幸私立牙科的牙医们已经有了自主定价权，拨乱反正取决于牙医自己。

61. 牙医，应该以你自己为荣

　　作为牙医，你以什么为荣？对于这样私人的问题，本应留给各位自己来回答。

　　以我接触过的不少国内外的全科家庭牙医，都会时常参与社区的公益和慈善活动，经常充当社区或学校的义工（志愿者），通过各种途径回报社会。在西方社会，包括家庭牙医在内的医务工作者作为社区的知名人士，常被邀请出席各种公开活动，或担任学校的非执行董事，或服务于民间慈善团体，或作为庆典的颁奖嘉宾，或担当社团的领袖，以此和自己服务的人群亲密接触，友善相处，以其完美的道德人品和优质的专业服务受到社区各阶层的信赖。很多家庭从一而终，会几十年访问同一位牙医，甚至几代人都是同一位家庭牙医的客人，这是牙医的最大荣耀。

　　假如我们将牙医的生活画成一个圆，医疗服务无疑就是圆心。没有其他一种职业需要像牙医一样每天面对不同患者的不同困感,接受不同病例的挑战。这是牙医的专业性使然,因而牙医不得不在整个职业生涯中永远不能停止探索和提高。牙医时常需要总结临床经验,和同行分享成功经验和失败的教训,并以此得到业务水准的一次次的提高。任何一名牙医,不论其资历深浅,都会不定期地出现在各种新技术讲座或其他学术交流会上。每年在各地定期举办的牙科器材展早已成为国内外牙医云集的场所,各种学术报告会精彩纷呈,成为牙医最为充实的几天。即使在世界各地举办的国际牙科学术活动中,中国牙医的身影也日渐增多,已经成为国际牙医学界的一道亮丽风景线。自觉地终身参加继续教育恐怕是牙医的宿命,也是牙医永久富于工作激情的秘诀,同时也是患者利益的最大保障。

但是牙医回到家里,就是回到了最为舒心轻松的安乐窝,可以尽情地享受工作之外的天伦之乐,以及作为家庭经济依靠的骄傲。在任何一个发达国家,牙医的社会地位是与其经济价值相辅相成的。美国每年公布的高收入人群统计的前十位排名中永远也不会缺少牙医的存在。这是牙医作为高度专业人士,而且肩负着社区人群健康重任的应有回报。这也是牙医工作热情的源泉。

而牙医更多的快乐还可以来自高尚的情趣和参与各项时尚活动。曾有某地牙医自发组织高尔夫球赛,并在享受绿色自然的同时为贫困地区的儿童募集善款,得到不少牙医的积极响应,一时传为美谈。最近又耳闻同行组团前往西藏自驾游,在徜徉美丽山水的同时,陶冶自身的情操。

有如此专业而丰富的人生体验,牙医完全应该为你自己骄傲,以你自己为荣。

62. 中国牙医,你的名字叫幸运

在日本横滨开业的牙医窪田医师每年都会趁着参观中国的牙科器材展会顺便来见我,不但自己来,还带着同为牙医的太太来,后来又带着从牙医学院毕业的女儿来。按他的说法,每年一定要来一次,中国的牙科发展太快了,不来就跟不上了。这话说得也许有些客套,但一家都在日本开业,过着富足有余、变化不足的生活久了,突然有机会面对日新月异的中国同行,内心的激情很容易被重新点燃的。包括日本在内的西方发达国家,牙医虽然贵为社会精英受到尊重,但是行医模式和生活方式已经固化,加上牙医对应的人口比例已经饱和,竞争日趋激烈,年轻牙医们想要在城区尽快拥有一间自己的牙科诊所已属不易。

而在三十年走完几百年发展之路的当代中国,相对于走向富裕生活、更加关注健康的国民,牙医的绝对数量却严重不足,其中面向社区开业的全科家庭牙医更是少之又少。这在曾经经历过类似经济起飞和亲历日本牙科产业蓬勃发展的窪田医师眼里,中国的牙科医疗无疑就是一轮刚刚升起的朝阳。

而眼光更为敏锐的另一位日本牙医,创办德真会连锁牙科的松村医师,早已经在多年前将国际流行的牙科医疗服务理念引入中国,已在华东地区开设第十家牙科诊所。此外,还有更多来自国外的品牌开拓中国牙科医疗市场的例子。

与此同时,西方以及中国港澳台的不少牙医也以各种方式前来中国行医,我和其中的一些牙医还曾有过一起相处的机会。他们中的不少人一开始大都是作为牙科新技术的代言人来到中国讲学,尔后被吸引到中国来从事牙科临床医疗服务的工作。这种现象在沿海大城市已经非常普遍,很多国际诊所都能发现他们的身影。

但是机会更多属于中国的牙医们。在我从国外学习回国至今短短十年的时间里,私立牙科诊所在全国范围内雨后春笋般涌现,在沿海地区已成半壁江山成为与公立医疗机构互为补充的社会医疗生力军。而这支生力军,其特点是多为牙医私营,规模小而服务全,多深入社区基层,或服务于特定人群。这些年来在牙科界的有识之士们的倡导和引领下,经过广大牙医们的不断努力,促进了中国的私立牙科医疗的快速发展。社会舆论从盲目排斥到鼓励肯定,百姓群众也从怀疑态度到逐步接受并推崇。这其中不乏业界的佼佼者脱颖而出,依靠其不断提升的服务品质受到越来越多的社会各界人士的青睐。

随着国家医疗体制改革的深入,牙科私营化和牙医自主开业必然成为发展趋势,牙科行业的重新洗牌也必然为更多牙医带来机遇。同时,相当一部分急功近利,将牙科医疗服务当作发财致富,从医师变成医商的牙医们必然遭到淘汰并遭到民众抛弃。

容我套用西方社会沿用百年以上的习惯称谓,将中国这些年来大量涌现的在私立牙医诊所执业的牙医的大部分冠以"家庭牙医"也即全科牙医的名称。可以预见,中国牙医的春天已经来临。

63. 有所为,有所不为

在文稿纸上跌跌撞撞爬了几个月的格子,感觉比左手持口镜、右手持涡轮钻在患者的牙齿上做文章难多了。面对最后一个标题——有所为,有所不为,突然感觉到自己不自量力,做了一件似乎本不该为的事情,足足为此茶饭不思了好多些日子,真是活该。即便如牙医这般常常自我感觉良好,此刻也会有此感悟。

牙医必须有所为,有所不为。牙医当然是为人民服务的,但是却无法满足每一个人的需要。而且因其自身的道德和价值观、专业能力、适应证等因素,必然要在工作中有所取舍。

既然我们告别了公立医疗体系,成为私立牙科医疗机构中的开业者,并且选择了全科服务的家庭牙医模式作为我们执业的方式,就决定了我们和社区之间的亲密关系。我们就在患者中间,患者就在我们身边,有点类似于抬头不见低头见的近邻关系,谁也离不开谁，只能是形成彼此依存的朋友关系。面对朋友般的患者，牙医必须有所为，竭尽所能解除患者的病痛，给予患者体贴的照顾，这本来也是牙医的职责所在。而另一方面，牙医又必须有所不为，假如做了会损害患者利益的话。

我想和诸位分享以下几点：

定位好自己的专业位置和擅长服务的对象，只做自己能力所及的，不做能力不及的治疗。

严格把握适应证，只做合适做的，不做不该做的。

根据诊所的实际情况，只做有条件做的，不做不够条件做的。

把患者当成朋友，只做有益于患者的，不做有损于患者的。

进行良好的医患交流，只做患者认同的，不做患者尚不理解的。

不打无准备之仗，只做周详准备的，不做草率仓促的治疗。

我想同为牙医的你一定会有更多的"有所为，有所不为"的话题可以更多地罗列出来，就像我坚信你们才应该是这本小册子的作者一样，期待你们不断地补充吧。

附录 1
牙医之道

——漫谈家庭牙医及医患情感交流

如果你是患者,你希望你的医师是一位医者还是一位朋友?

家庭牙医就是兼医者和朋友合一的角色。家庭牙医是英文"family dentist"的直译,顾名思义,你的牙医不但照顾你和你的家庭成员的牙齿的健康,还像你的朋友一样伴随你的人生旅程。

在大多数西方国家,家庭牙医和家庭医师一样担负着社区医疗保健工作。家庭牙医虽然多为私立诊所的执业医师,但并非狭义的私人医师。一般来说,家庭牙医有自己的定位人群,为数量比较固定的家庭提供牙科治疗和咨询,甚至作为担保人在申请护照的表格上签字,由此可知家庭牙医和患者的关系的紧密程度。家庭牙医已经不仅仅是医师和患者之间来诊和看诊那种单纯的医患关系,更像是经年的朋友,较之找心理医师咨询,更多人倾向于向家庭医师和家庭牙医倾诉生活中的困难和内心的苦恼。

虽然都是服务于社区,但每个家庭牙医都有自己清晰的服务人群定位。这一点在中国这样的社会人群正在细分的社会里恐怕更具有现实的需要。人群定位取决于作为牙科医疗服务提供者的家庭牙医其自身的条件、服务水准和专业取向等。要定位你的服务人群,首先要定位你自己。在很多西方国家,家庭牙医和家庭医师一样都被称作 GP,即 general practioner。而相对于 GP 的 SP(specialist)即专科医师,多为任职于教学医院的资深专家和仅仅做专科治疗的专科门诊的医师。往往在一个地区,只有若干个专科诊所,那里的专家仅仅处理由各个家庭牙医诊所转介来需要特殊治疗的患者,在完成专科治疗后再转回原来的家庭牙医处继续一般治疗或定期保养。而身为专家的医师必是在某专业有特别建树和经验的专家,拥有专业的资格,是被家庭牙医信赖的专家。这样的专家,只做他们专业范围内的治疗,而不涉及家庭牙医的普通治疗。因为这样的互补关系,加上专家和家庭牙医各自的清晰定位和自律,使得医疗资源在当地获得最佳配置和有效利用。同时因为分工明确,家庭牙医和专家各施所长,各精其技,各得其所。反观国内家庭牙医的工作尚未细分,还处在能做什么就做什么,说好了是一专多能,说不好了是利益优先,希望通过包揽尽可能多的治疗以获得最大的效益。这样做的后果是患者无法获得最佳治疗效果。也许,随着更多的家庭牙医通过自身的努力和发展,脱颖而出成为名副其实的专家,通过主动放弃一般的全科治疗而成为专家,在患者人群中赢得好的口碑,同时受到家庭牙医们的信赖而成为疑难杂症的解决者,以此使患者获得最佳的治疗效果,最终达到让患者最大受益的目的。

　　家庭牙医根据自身定位和自身的条件,诊所所处的地段和擅长于服务的项目等,确定自己打算服务的定位群体。投入的资金,所处的地段,习惯于和哪方面哪种层次的人群打交道,大致决定了你的诊所的档次和服务人群的层次。中国的家庭牙医诊所,正在从租个铺位放一两张牙椅就开诊的草创期向注重装修和内部设备更新,由街铺向写字楼内转移这样的转变之中。经营模式也从低价薄利多销为那些到公家医院就诊嫌贵的患者群体服务转而为寻求追求更加人性化服务的都市白领人士服务的方向转化。经过家庭牙医们的不断努力和抓住了市场的机遇,不少诊所规模扩大,设施得到完善,并迁入高级写字楼甚至酒店内开诊,以迎合高端消费人群的需要,定位人群由此发生了变化。但是,如果只是一味追求装修的高档化、地段的高级化,并将成本转嫁到患者身上,而忽视或没有能力提升自身的服务品质,最终可能因高不成低不就而出现经营危机。

随着我国经济的不断发展,人民群众的生活水平日益提高,加上国际交流频繁,国际流行的健康保健理念日益为大众所接受。同时,大众希望获得优质医疗服务的意识也日益强烈。在西方社会,一个家庭牙医服务于患者并非一厢情愿的事情,而是双向选择的结果。我的一位获得哈佛大学医学院牙医博士学位并通过考试获得美国牙医执业资格的同学在波士顿地区开业。她曾向我讲述过这样一件事。有一个正在寻找家庭牙医的家庭,女主人前来诊所拜访,和牙医交流后对诊所能够提供的服务感到满意,但是她进而要求牙医抽时间和她家里的其他家庭成员特别是孩子们见面交流,如果能令他们都感到满意,她就将成为他们家庭全员的家庭牙医。这无疑是一场考试,不但需要牙医精通牙科专业技术,还需要展示足够的亲和力,也许还需要相当的营销能力。另一方面,牙医也可以通过多种方式对自己服务的人群进行选择和调节。甚至对现有的不懂得尊重别人比如经常爽约的患者发出通知,希望他(她)另请高明,以免对诊所的其他客人造成困惑。

我和不少同道交流的时候,总会被问及西方的牙医的收入以及他们的生活,并时常流露出羡慕之情。诚然,国外特别是西方国家的同行,已经将医疗服务作为一门高尚的生意完全融入成熟的市场经济体系之中。他们大多数接受过大学本科毕业之后四年的牙科医学院的严格训练,毕业后不但要考取行医资格,还要接受多年的执业培训,起码要在而立之年才能成为合格的执业牙医。鉴于他们对道德伦理、社会人文的深刻理解,加上很不容易获得的执业资格,他们中的绝大多数兢兢业业行医,认认真真做人,因此跻身于社会精英阶层。但是,他们赢得的社会地位其实远远高于他们的经济地位。据于秦曦老师收集的资料,美国的医师(包括牙医)的收入大致是国民平均收入的 4~5 倍,他们的生活水平属于中产阶级,并非美国的富裕阶层。但是他们从事着救死扶伤的工作,坚守道德和承受极大风险,工作卓有成效,为社会大众的生活提供有力的保障,赢得社会的尊敬实至名归。反观在中国社会,不少穿着白大衣的医护人员受社会不良风气影响,希望像生意人那样尽快暴富,因而急功近利者有之,戴有色眼镜者有之,趁病打劫者有之,如此种种,经常被媒体无情曝光,全世界绝无仅有。所以,要想成为一名为你的患者所信赖和爱戴,不但解除患者的病痛,而且贡献于社会的家庭牙医,成为当之无愧的社会精英人士,必先拷问自身的道德,平和自身的心态,与社会同行,以患者为本,才能为社会所尊崇。

你打算做一个什么样的家庭牙医？

在中国做一个有尊严的牙医不容易，但并非不可能。在西方社会，说起牙医（包括其他学科的医师），常会用道德、爱心、品位、自尊等词汇来形容。这并非西方牙医的专利。如果你正确定位好了自己，定位对了你的患者人群，而且拥有相应的学识和专业精神，就会有与自身地位相匹配的心理素质和心态，就能表现出令你的患者欣赏的品位和优雅，就会让你的患者乐于做你长期的朋友，信任你并把自己身体的一部分交给你来治疗和健康管理。医师的自尊和自爱，以及某种程度的超脱，能够让你避免功利社会的过多影响，让你有所为有所不为。医师对道德的坚守，对适应证的严格把握，常能击退私利的引诱。

我们一起来检讨，是否有过为一个星期内做了两副长桥而沾沾自喜，而无视用做桥墩的基牙已经岌岌可危？是否热衷于烤瓷冠的修复而视牙周治疗而不见？是否在面对疑难病例时舍专家不介绍而草草自行解决？是否在接诊患者时"喜富嫌贫"？是否在制订治疗计划时因人而异？是否热心于治疗的推介而轻视保健咨询？医师和患者之间存在信息不对称，因而是否准确把握适应证是对医师道德的拷问。适应证的把握不应受利益所左右，不应因为治疗的难易程度而随意作出取舍。在实际的牙科临床治疗过程中，有些治疗可以有多种选择，治疗也有难易之分，价格高低不等。

比如同样是烤瓷冠,材质不同价钱相差甚大。这常被某些医师用作"忽悠"患者的道具。在被长期不正当的诱导消费之后,中国的患者们常以材料论价,以为高价的材料必是最佳选择。而在美国,不同材质的烤瓷冠的价钱并无很大区别,材质的选用完全是根据修复治疗的需要而定。

时代的进步要求我们与时俱进。比之多年前,牙医们踊跃参加各种学术活动,不仅对新技术新材料的使用兴趣盎然,即便是诊所管理方面的经验分享也表现出前所未有的热情。不但有国内外学院派的专家学者举办各种讲座,而且开业的牙医们也通过成立当地的牙医师协会,组织牙医沙龙,积极进行经验交流,共同推动着中国牙科医疗的快速发展。这期间牙科专业网站应运而生,成为医患、医技、牙医和设备材料商良好的沟通和互动平台。牙医们不仅可以在这些网站的网页上找到与世界同步的最新科技和其他信息,能够获得各种学会和展会通知,也能申请自己的博客,和众多的同道们一起分享成功的病例和交流行医心得,甚至能够在网上找到失散多年的同学。我在日本学习期间,每逢周四,便有很多早已经毕业在市内开业的校友们回到母校,聚拢在教授的周围,或作为非常勤讲师指导年轻医师或实习的学生,或作为学生回母校回炉,重温难忘的大学生活,寻求机会聆听教授有关最新的业界动态,为的是能把握牙科发展的脉络,使自己的知识得到及时更新,永不落伍。不论老少,牙医们都对学术活动趋之若鹜,毫不吝啬会务和差旅费用。以前,在国外举办的牙科学术活动中鲜见国内的牙医,这有意识方面的问题,也有经济上的制约。如今,经常在一些国内牙医的博文中找到他们参加国外各种学术活动的踪影和心得。

　　我时常听到牙医们抱怨患者缺乏牙科知识,不懂牙科保健的理念,似乎有"对牛弹琴"的无奈。我对此虽有同感,但与其抱怨,不如做一个积极的牙科知识和保健方法的宣传者。国人对牙科知识的缺乏以及对牙科保健的某些错误认识乃至抗拒,责任在牙医本身。如果牙医们只是在 9·20 爱牙日时装模作样地走上街头(恐怕只有很少牙医参与)宣教一番,而不是经常性地走进社区,走进学校,走进你身边的人群中去反复宣传当今世界上流行的牙科保健理念和方法,恐怕我们的抱怨还要持续好几代。在西方家庭牙医的诊所,一般都会设置咨询室,由受过正规培训的牙科卫生士利用多媒体软件向患者做认真的牙齿保健宣教。对于一位初诊的患者,牙医会在对其进行详尽的检查后倾听患者的诉求,有时候可能还要面对患者对以往不愉快的看牙经历的抱怨,同时也是医师对其灌输正确的牙科自我健康管理的好时机,最终制订出患者认可的治疗或保健计划。这一过程常花费 0.5~1 小时的时间。当然,诊所会向患者收取一定金额的诊金(北美地区的诊所的诊金大约100~150 美元),这和国内沿用了几十年的区区几元钱的挂号制度真乃天壤之别。试想在市场经济年代,医师的劳动如果得不到尊重,又如何能使患者获益?

　　家庭牙医的诊疗工作有其一定的流程。以我自身的工作为例,初诊确保有 30 分钟以上的检查和咨询时间用于详尽的检查,阅读X 线片,倾听患者的诉求,在此基础上制订出合理的治疗计划。除非急诊,初诊不应立即进入治疗程序。因为只有初步的检查,医患沟通不充分的情况下匆忙制订的治疗计划,未必是最佳的,同时,更应该给予患者时间让其对治疗计划有一个理解消化的过程,使其在完全认同的情况下按计划进入治疗程序。治疗完全采用预约制,以确保医师处于最佳的工作准备状态和让患者有思想准备以及提前安排好工作。在诊疗过程中,及时进行牙科保健的教育和治疗后定期检查和维护等方面的指导。治疗结束后,通过电话回访等联系方式了解患者治疗后的状况和疑问,及时进行沟通。在临近复诊的时候,由诊所前台的同事致电提醒患者做定期复诊检查。

如何做好一名家庭牙医,并没有固定的模式。只要我们拥有对患者足够的关爱,就能制订出一套让患者接受并使医师有效率地工作的诊疗程序。而在操作中体现人性的关怀和恪守专业的精神,则能达至卓越的服务品质,使得患者和牙医建立长久的友谊。

家庭牙医(诊所)是需要经营的

在西方社会,牙科医疗服务一直被看作一门生意 dental business。牙科医疗服务可以看作是一种特殊的消费。消费就是花钱买享受,医患双方都必须 follow 商业原则。因此,经营牙科诊所也需要遵循现代企业经营管理的游戏规则。牙科医疗保健就是提供高级别的服务,所以必须具有全心全意为患者提供优质服务的意识和拥有与之相匹配的能力。政府的卫生管理职能部门根据综合评估社会的需求,对牙科医疗服务设置严格的准入门槛,目的就是为了维持牙科医疗服务的服务水准和品质。而有志于成为开业牙医的同行们,需要作好端正行医理念、磨砺行医技能的准备之外,还必须了解诊所设置的流程,调查诊所希望服务的定位人群的消费需求和习惯,学习如何经营管理。在这方面,学界前辈于秦曦老师的专著《口腔诊所开设和经营管理》结合西方多年来积累的经验和中国的国情,为国内的牙医们提供了非常系统和具有指导意义的参考资料。

最近浏览国内著名的牙医网站口腔医疗网,发现牙医们提问频率最高的问题之一就是"如何将患者留住?"而对于一些刚开始开设私立牙科诊所或者打算成为家庭牙医的牙医们来说,恐怕"如何让患者前来就诊?"更是最先面对的问题。某些已经在公立大医院和大学附属医院工作多年,已经具有广泛的人脉等资源的高年资牙医另当别论,作为一名年轻牙医,或者是从某地前往一座陌生的城市执业的医师,这是首先要面对的难题。不少同行觉得患者的积累靠口碑,靠回头客,靠接受了服务的患者的介绍,这无疑是正确的传统观念。但是我们面对的是经济发展带来的社会多元化,贫富分化造就了不同社会阶层,尤其是面对的是习惯于公立医疗消费的普罗大众,如何培育市场是我们做牙医的必须要思考并努力寻找门道的首要问题。

在信息高速化的当今时代,想要自我宣传并非难事。诊所通过投放广告医师通过撰写博文,还有时尚杂志的健康软文、举办健康讲座、发放折扣券,等等,形形色色,不能不说无效。但是有不少同行告诉我,这些方法都试过了,可是效果不佳啊。试问:患者最信赖的是医师的技术吗?是诊所的各种设备吗?是诊所能够提供服务的种类吗?否。患者最信赖的是医师的人格魅力。与其主动推销自己,急切地让别人了解你的技术和服务项目,不如走进社区,走近你希望服务的群体,了解他们的需要和困惑,同时做一个牙齿健康知识和保健理念的传播者。我曾在众多的场合做过无数场诸如"牙齿健康的你更美丽"、"牙齿健康的你更成功"、"牙齿健康的你更快乐"的健康讲座,但是绝不把这种场合当成推销的场所,我的原则是不派发名片,只接受现场咨询,让听众感受到我是义务送出健康的理念和知识,不是以此作为忽悠的手段。如果在你的定位人群中有更多的人认识你、赏识你、信任你,不愁没有患者找上门要求你为他们服务。不断完善自己的人格魅力,需要医务工作者毕生的追求和努力。有了完美的人格魅力,就能让你在患者面前展示清洁的外表、温文的谈吐、渊博的学识、仁慈的关怀。不能想象患者会乐意与外表不加修饰、满嘴挂着对社会不满的牢骚话甚至举止粗鲁的医师为伍。这样的医师,能让患者将他们身体的一部分放心地给你打理吗?

由于私立牙科在中国尚处于起步阶段,恕我直言,不少牙医还没有做好自身的准备就踏上了开业之路。虽然他们对自己充满信心,视自己为能人,凡事亲力亲为,而忽视了牙科是团队工作,应该分工明确,各司其职,讲究协同合作。比之很多诊所有着用护士充当前台接待和收款员,前后台不分的做法。西方国家有专门的学校培养牙科护士(助理)和做辅助治疗的牙科卫生士,还有职业的前台经理和收款员。这些不同职能的员工在诊所中相互配合,协同工作,让患者感受到诊所的诊疗工作流畅而专业。在国内目前尚无此类专业学校,人员培训只能由诊所担当。因此有经验的员工对诊所极为宝贵,是诊所和家庭牙医能为患者提供高品质医疗服务的保证。作为经营者的牙医,应该常怀感恩之心,优待员工,建立与员工利益共享的分配和激励机制,同时以教育培训为主轴,形成自己的企业文化,才能使诊所不断发展和不断提升服务品质。

良好的团队合作是提高工作效率的前提。与此同时,注重细节更能提升服务的品质。采用预约制能够有时间进行医助沟通和治疗前的器材准备,实行初诊制能够与患者良好沟通并对患者适当教育。作为医师,你应该比患者守时,应该对自己的患者的情况了如指掌,对即将要进行的治疗心中有数,对有可能在治疗过程中出现的状况提前告知患者使其消除紧张的情绪并能很好配合医师的治疗。

品质是牙医的生命。完整系列的器械和牙科修复材料是日常治疗工作的基本保障。同时牙医在治疗过程中应该总是保持艺术创作般的热情和追求。选择能够沟通的技工尤为重要。出于成本核算等的考虑,目前全世界的牙医多将修复体送交各地的技工中心加工制作。应运而生的加工中心因牙科的发展而发展,呈现流水线工业化制作加工的态势。我个人对这种经大多数没有技工资格的技术工人在流水线上分步制作而成的修复体放入我们尊贵的客人的口内的做法难以认同,但也只能接受这样的现实。鉴于这样的现实,只能通过加强与技工中心沟通等方面来弥补。我的习惯做法是,使用专业相机拍摄牙齿备牙前后的形态和比色的数码照片,与设计单一起送往技工中心,并要求制作的技师比照照片进行制作。特殊情况下还需陪同患者前往技工中心请技师当面比色和制作。在戴牙后再次拍摄照片反馈给技工中心,作为检讨之用。最近非常欣喜地获悉,已经有牙医联合有经验的牙科技师一起开设诊所,医师和技师一起为患者提供临床治疗服务,这种做法特别是对于美容修复的患者无疑是福音,必能大大提升修复体的制作品质,是未来高品质牙科服务的方向。

家庭牙医除了做好自身的建设之余,适度的营销工作也能吸引更多的患者来诊。西方的家庭牙医,联系最多的就是保险公司。国家医疗体制不同,有国家健康医疗保险和商业医疗保险之分。像日本是典型的国家全民医疗保险的国家,绝大多数家庭牙医都被称为"保险医",即治疗采用点数,患者只需付其保险合约规定的小部分金额,余数由家庭牙医诊所与国民保险部门定期结算。而美国是商业保险的社会,老百姓自己或通过就业的公司购买牙科保险,种类繁多,几乎世界上知名的大保险公司都推出有自己的牙科保险。诊所和这些保险公司合作,根据保险种类不同甚至有无现金接受牙科诊疗,由诊所和保险公司直接结账,为客人带来极大便利。而作为牙医,也会按不同季节推出诊所自己的牙科优惠计划或折扣,并且会和银行合作,使患者在付费时可以选择分期付款的方式。有规模的诊所也会和一些企业和社会团体签订牙科保健服务协议,或者出售会员卡增加较为固定的潜在客户群。

家庭牙医本身,也时常参与社区活动特别是慈善活动,经常充当社区的义工(志愿者),通过各种途径回报社会。在西方社会,家庭牙医作为社区的知名人士,常被邀请出席各种公开活动,或担任学校的非执行董事,或服务于民间慈善团体,或作为颁奖嘉宾,或接受社区授予的荣誉奖章,他们和自己服务的人群亲密接触,友善相处,以其完美的人格和优质的服务受到社区和患者的信赖,很多家庭从一而终,可以几十年看同一个家庭牙医,甚至几代人都是同一个家庭牙医的客人。这是作为医师最大的荣耀。

诊疗过程中的医患情感交流

"你真的喜欢你的工作吗？"我的一位德国籍女患者曾这样问过我。她是这些年来访问过我次数最多的一位患者，达50多次。曾和先生在国外生活了十多年的她备受重度牙周病的困扰，并因此产生心理障碍，不仅对自己的牙齿，而且对生活失去了信心。她有一位天下少见的爱她的丈夫，更有两位读大学的可爱的女儿。就是这样一位本应拥有幸福生活的女性，却因为牙齿的疾患而出现厌世情绪，拒绝修复治疗。每次她来诊所，总是会让诊所的员工产生恐慌，因为经常会见到她情绪失控时哭泣，令人不忍。她曾不止一次对我说过，她找的应该是心理医师，但是因为找不到合适的，很抱歉只能来找我。幸运的是，每次来的时候总是痛苦万状的她，都能在交谈之后心情得到平复，平静地回家去。临走的时候，她总是会为自己对我的打扰表示歉意。开头那句问话之后其实还有一句话："我想你会因为经常面对像我这样无礼的患者而对工作产生厌倦吧。"但是老实说，我没有。更加幸运的是，经过多年的来诊和反复的沟通，她终于勇敢地接受了种植牙治疗，并获得了令她和她的家人感到意外的良好疗效。从此，她告别了苦恼，改变了人生。为此她专门撰文发表在杂志上，向西方人讲述她在中国看牙的经历和重新找回的快乐人生。前些时候，她和大学毕业被德国知名企业汉莎航空录取的女儿一同前来诊所做牙齿护理，让诊所的所有同事和她一起分享巨大的快乐。

如果你真的把患者当成自己的朋友，你也一定会乐意分享患者的快乐和痛苦。如果我们真诚地为患者的痛苦 feel sorry，患者会很容易感受到你那颗仁慈之心。如果你在诊疗过程中只是把大部分时间用于患者的治疗，那是很容易忽视患者的感受的。治疗的过程应该是和患者交流沟通的过程，是让医患双方的心靠近的过程。治疗之间的交谈，不但可以放松患者紧张的心情，更能够让你了解患者真实的感受，他(她)对治疗的接受程度，为何而恐惧，为何而担心，就能与他(她)的内心感同身受，就能很快将你和患者的距离拉近。

接待初诊患者，寒暄必不可少。如何营造和谐融洽的谈话氛围？也许我们可以从赞美开始，赞美城市的发展，赞美患者的服饰，赞美患者的孩子的聪明，赞美自己的助手，等等。美好的事物总是容易让人感觉温馨，让人的内心变得平静。对于复诊的患者，应该记住患者的职业，叫得出他们的名字，说得出他们的孩子在哪儿上学，主动热情地上前打招呼。在整个诊疗过程中，应该注意倾听患者的诉求，了解他们的想法和困惑，以及病痛之外诸如经济等状况。同时也应展示医师的自信，清晰地说明治疗方案和告知治疗后的效果。但即便是患者对他(她)以前的医师有微词，我们都不应该当患者的面诋毁同行。更不能过分夸大治疗的效果和强调自己的能力，过分的吹嘘和卖弄只会招致患者的反感。

对患者一视同仁，没有"大客"和"小客"之分。如果医师戴着有色眼镜，分辨着客人的身份，观察患者开什么车戴什么名表，厚此薄彼，为了有钱的所谓大客轻率地牺牲其他患者的预约，这就和追求最大利益的普通商贾没有区别，将使患者心目中医师应有的高尚道德形象大打折扣。切勿在患者尚在犹豫的时候为患者决定治疗计划，更不能为了让患者听从医师的方案对治疗打包票。没有医师擅长于所有疾病的治疗，正直地向患者表达自己在某些专业上的不足，及时介绍这方面的专家会诊或转诊，以期达到最佳的治疗效果，使患者最大程度获益。

医师在诊疗过程中有对患者教育的义务，这在家庭牙医尤为重要。委婉地纠正患者不正确的观念，帮助他们培养自我保健牙齿的意识，让他们明白坚持定期清洁牙齿的好处，改正他们已经养成的不良习惯，督促他们按时回诊所接受定期检查等，都能让患者明白医师的好意，进而对医师负责任的态度留下深刻印象。有条件的诊所应该设置谈话室，在远离治疗器械和轻松的氛围中，利用现有的牙科保健咨询软件和教具对患者进行卫生宣教，能很大程度上加深患者的印象和改变他们以往的固执，接受医师的建议。很多牙医会将自己在临床工作中拍摄的治疗前后对照的照片分门别类整理成册，这样向患者展示某种治疗时更加直观和容易明白，能起到更好的沟通效果。在治疗前，应该向患者耐心说明治疗的过程和可能出现的状况，同时根据经验预测治疗后可能出现的诸如疼痛等情况，让患者心中有数，做好思想准备。治疗后再次叮咛术后用药等注意事项，避免不必要的差错发生。对于有可能造成疼痛等后果的治疗，除了提前告知外，一定要提醒患者可以随时来电咨询；或者在次日电话回访给予指导。

医患交流关键在于情感沟通。仅靠简单的病情说明和机械的治疗方案的推介，无法让患者感受到医师发自内心的关爱，难以让患者排除对治疗的恐惧，很难让患者视医师为朋友。反之，只有你对患者的病痛感同身受,从患者的切身利益出发,平等地和患者进行朋友式的情感沟通,才能让你的患者放心接受你的治疗方案,从此对你产生长期的信任和爱戴。

最后,容我以我所理解的做好一名家庭牙医的几个要素与各位同道共勉:良好的医德和职业操守;视患者如朋友;少一点功利心;不断提升自己的专业技术水准;懂一点市场学;快乐地工作。

于 2009 年 10 月
中华口腔医学会民营口腔医疗分会成立大会主题演讲

附录2
一例重度牙周病缺牙后多学科
综合治疗和修复病例详解

病例涉及学科:牙体牙髓、牙周、修复、种植

患者资料

姓名:阿式;性别:男;年龄:40;初诊日期:2011-05-14

主　诉:

今晨上前牙1颗自然脱落,无痛。多数牙齿松动移位,影响美观,要求治疗。

现 病 史:

多年前因牙龈出血和牙齿松动在外院就诊被诊断为牙周病。因工作繁忙无暇接受系统性治疗。近年来感觉牙齿日渐松动和移位,出现咬物无力,难以嚼碎食物,且牙龈时有出血,口腔有异味。近日上前牙等多处牙齿松动加剧,门牙向前移动明显,今晨上前牙1颗脱落,无痛,也无明显出血。牙齿松动影响饮食,身体较前消瘦。担心牙齿脱落变得难看的思想负担加重,影响睡眠,造成精神恍惚和情绪低落。

既 往 史:

多年前因牙齿松动曾去牙科诊所就诊,因对治疗方案缺乏足

够理解以及工作繁忙放弃治疗。

🦷 家 族 史：

无家族牙周病史。

🦷 全身情况：

除面容显消瘦外,全身状况良好,无系统性疾病。

检查

🦷 常规检查：

面容消瘦,神色焦虑,沉默少语。

上前牙向外扇形排列,21、17、18、27、28、31、38、47、48缺失,下前牙区多个牙齿倒伏状,12反殆。龈上及龈下牙结石多,多数牙色素沉着明显。所有牙齿不同程度松动,其中上颌牙齿都达Ⅲ度松动。多处牙周袋深达根尖区,溢脓。

🦷 辅助检查：

辅助检查1:全景X线片示上颌所有牙齿牙槽骨水平吸收达根尖水平。下前牙及37牙槽骨水平吸收达根下方1/3,其余多个牙牙槽骨垂直吸收达到或接近根尖区。

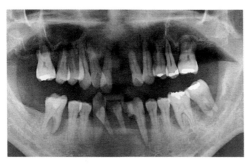

附图2-1　全景X线片

辅助检查2:外院常规体检及血常规等检查,无异常。

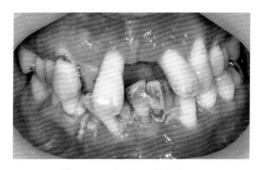

附图 2-2　初诊口内照片 01

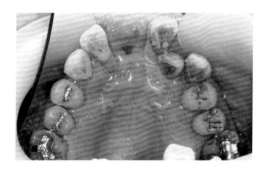

附图 2-3　初诊口内照片 02

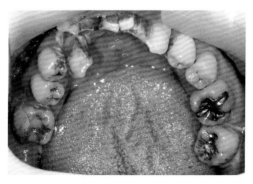

附图 2-4　初诊口内照片 03

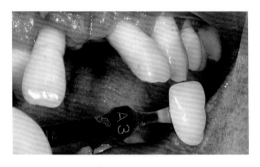

附图 2-5　比色

诊断及治疗方案

诊　断：

诊断 1：重度牙周病伴多处牙周脓肿。

诊断 2：21、17、18、27、28、31、38、47、48 缺失。

治疗方案：

治疗方案 1：多次医患沟通和心理辅导，帮助患者建立信心。通过类似病例来说明治疗修复的设计理念和方法、过程以及可能的愈后，增加患者对治疗方案的理解，以达成医患均能认同和可实施的治疗方案。

治疗方案 2：牙周治疗。通过分次龈上及龈下洁治、龈下刮治以及局部翻瓣术等治疗，控制牙周炎症和尽可能保存有可能保存的牙齿。利用牙周治疗相对较容易为患者接受和疗效显著的特点，在治疗间隙对患者进行尽可能多次的口腔预防保健的教育，以达到更新患者口腔卫生和保健理念以及获得患者自觉配合治疗的效果。

治疗方案 3：拔牙及齿槽修整。充分考虑大量拔牙对患者造成的心理创伤,拟分期拔除上颌全部及下颌个别牙齿同时修整齿槽骨形态,并给以活动义齿即刻临时修复,以恢复基本口腔功能和美观需要,使患者逐渐接受缺失牙齿的现实。

治疗方案 4:牙髓治疗。对下颌牙齿实施根管治疗后即刻临时桥修复,以期达到固定松牙、牙周重建以及恢复咀嚼功能的效果。

治疗方案 5:固定桥修复。下颌牙齿在根管治疗后给予临时固定桥修复,待牙周炎症消除、牙齿松动度大幅减小以及牙龈萎缩基本稳定之后再行正式烤瓷桥修复,以达到长期使用,行使应有功能和恢复美观的需求。

治疗方案 6:种植治疗。拔牙后待拔牙窝愈合,牙周炎症得到有效控制后,在上颌前牙区实施种植一期手术,埋入式植入 4 个种植体。数月后实施二期修复。

治疗方案 7:覆盖义齿。考虑到患者重度牙周病造成的牙槽骨大范围破坏吸收(尤其以上颌后牙区严重)的实际情况,同时希望尽可能减少患者经济上的负担,在种植体获得足够的骨结合后采用杆卡连接,覆盖活动义齿修复。

治疗方案 8:口腔卫生教育。不但在治疗修复后,即便在每次的治疗过程中,都应和患者不断分享口腔卫生管理的理念,让患者学会自我护理口腔尤其是修复体的方法,提高定期访问牙医得到定期口腔检查和护理的意识。

治疗步骤和结果

🦷 治疗步骤:

初诊(2011 年 5 月 14 日):咨询和口内检查全景 X 线片检查。

分析病情和医患沟通,初步牙周治疗,全口龈上龈下洁治及牙周冲洗上药。

复诊1(2011年5月21日):和患者讨论及说明治疗方案。

复诊2(2011年5月28日):局麻下实施右下半口牙齿牙髓治疗即刻根充和补牙,并行牙周袋深刮和局部翻瓣术。

复诊3(2011年6月4日):局麻下实施左下半口牙齿牙髓治疗即刻根充和补牙,并行牙周袋深刮和局部翻瓣术。

复诊4(2011年6月9日):再次医患沟通决定上颌分次拔牙后种植修复,下颌拟多次临时桥修复。上颌拟拔除16、15、14、11及22牙齿,取模提前制作预成临时活动义齿。

复诊5(2011年6月15日):局麻下拔除上颌16、15、14、11及22后临时活动义齿戴牙。下颌36~46备牙,拟塑胶桥临时修复。取模后36~46树脂桥临时修复。调改咬合关系。

复诊6(2011年6月25日):拆除36~46临时树脂桥,塑胶桥戴牙。调改咬合关系。患者已适应和习惯上颌活动义齿的使用。告知患者将再次拔除12、23、24和25牙齿,再次预成活动义齿修复。上下颌取模制作上颌新预成活动义齿。

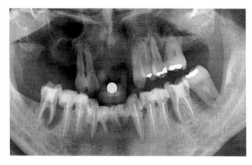

附图2-6　下颌RCT后X线片

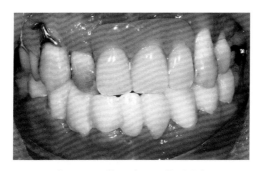

附图 2-7　第一次上下临时修复

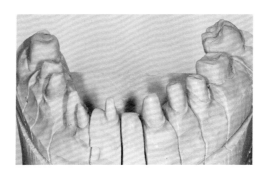

附图 2-8　下颌塑胶桥 01

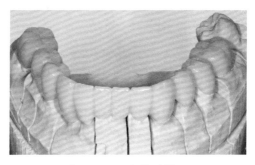

附图 2-9　下颌塑胶桥 02

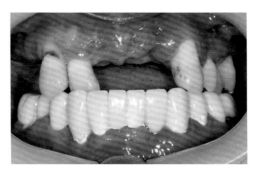

附图 2-10 第二次下颌临时桥

复诊 7(2011 年 7 月 6 日):局麻下拔除 12、23、24 和 25 牙齿及齿槽骨修整,戴入第二次活动义齿,恢复正常咬合关系。仍然保留 13 及 26 牙齿以保持原有咬合关系及作为上颌临时活动义齿的固位基牙。

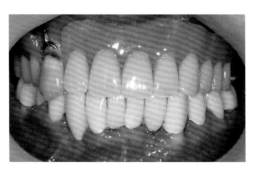

附图 2-11 第二次上下颌临时修复

复诊 8(2011 年 8 月 13 日):检查上颌活动义齿及下颌桥状况良好,患者已经习惯义齿的使用。决定种植手术日期和提前给药。拟上前牙区植入 4 个种植体。

　　复诊 9(2011 年 8 月 23 日)：局麻下 12~23 切开及暴露牙槽骨，去骨平整，在 11、12、21 及 22 位置植入 Replace 种植体 NP 及 RP 共 4 个，上覆盖螺丝后缝合。术中见骨破坏严重，无法平行植入理想位置。术后口服阿奇霉素抗感染及必要时口服可赛风止痛。调改上颌活动义齿基板缓冲避免压迫手术区。

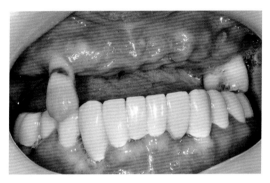

附图 2-12　种植一期前术区

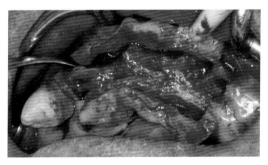

附图 2-13　种植一期手术中 01

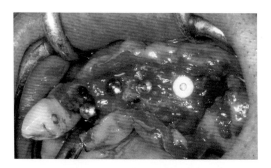

附图 2-14　种植一期手术中 02

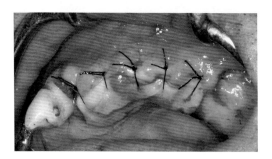

附图 2-15　种植一期手术中 03

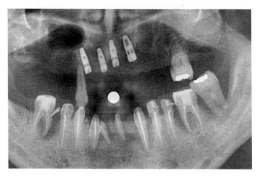

附图 2-16　种植一期手术后 X 线片

复诊 10(2011 年 9 月 3 日):种植术后无肿胀及明显疼痛。术区缝线完好,无炎性分泌物。拆线。下颌临时桥完好,牙龈有不同程度退缩,无溢脓。

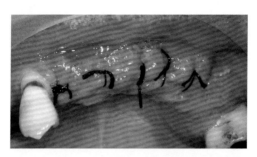

附图 2-17 种植一期术后拆线 01

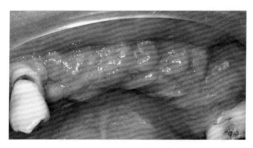

附图 2-18 种植一期术后拆线 02

复诊 11(2011 年 10 月 23 日):种植术后 2 个月,全景 X 线片复诊,植体与骨结合良好。下颌桥除牙龈萎缩外无其他异常。X线片示下颌多数牙根区有新骨形成。下颌 36~46 拆除临时桥重新备牙,拟烤瓷桥正式修复。取模后再次临时桥修复。

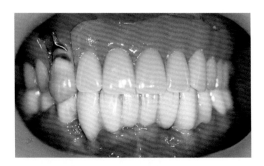

附图 2-19　下颌塑胶桥拆除前

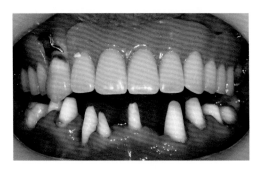

附图 2-20　下颌塑胶桥拆除后

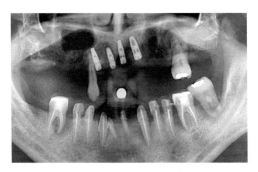

附图 2-21　种植一期术后 2 个月复诊全景 X 线

复诊 12(2011 年 11 月 1 日):下颌烤瓷桥戴牙,患者满意。患者希望上颌增加种植体后采用固定方式修复缺牙。建议外院头部CT 检查后再决定。

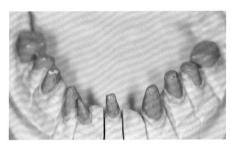

附图 2-22　下颌烤瓷桥修复 01

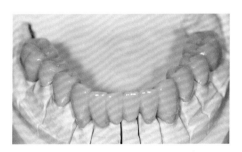

附图 2-23　下颌烤瓷桥修复 02

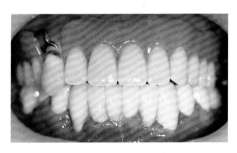

附图 2-24　下颌烤瓷桥戴牙

　　复诊 13(2011 年 11 月 16 日):再次医患沟通。外院头部 CT 报告上颌双侧后牙区骨吸收严重,上颌窦底薄,且骨密度低,如植入更多植体则需要行双侧上颌窦提升及较大范围植骨,存在风险及会增加很多费用,建议患者先尝试上颌种植后覆盖活动义齿修复,待将来再考虑固定修复,患者认同。

　　复诊 14(2011 年 12 月 29 日):种植术一期后 4 个月余复诊。全景 X 线片复查,显示各植体与骨结合良好。局麻下行种植二期手术,切开和暴露种植体,拆除覆盖螺帽,上愈合基台。再次调改上颌活动义齿。

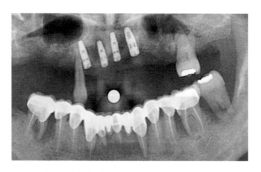

附图 2-25　种植二期修复前 X 线片

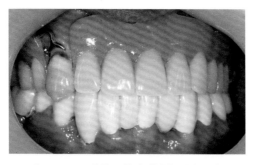

附图 2-26　种植二期术前(戴活动义齿)

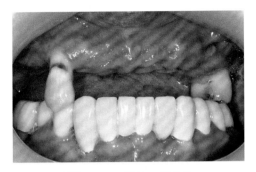

附图 2-27　种植二期术前

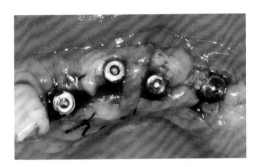

附图 2-28　种植二期术中

复诊 15(2012 年 1 月 7 日)：上颌种植区取模,拟种植体杆卡式覆盖活动义齿修复。

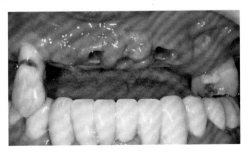

附图 2-29　种植二期取模 01

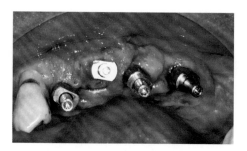

附图 2-30　种植二期取模 02

复诊 16(2012 年 1 月 18 日):局麻下拔除 13 牙齿,试戴杆卡及蜡型义齿,外形及咬合良好。上颌临时活动义齿加 13 牙。

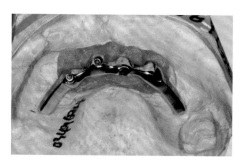

附图 2-31　上颌种植体杆卡

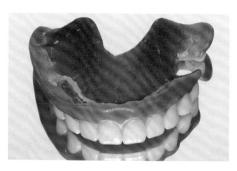

附图 2-32　上颌覆盖义齿蜡型 01

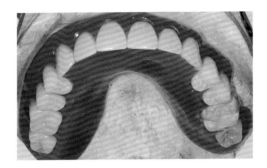

附图 2-33　上颌覆盖义齿蜡型 02

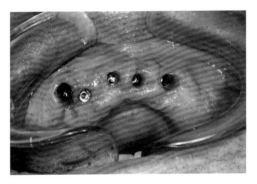

附图 2-34　拔除 13

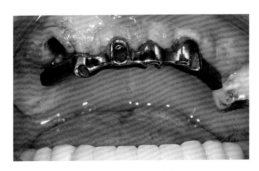

附图 2-35　杆卡试安装

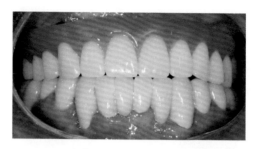

附图 2-36　蜡型试戴 01

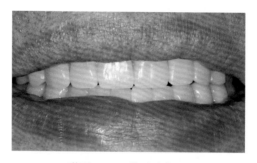

附图 2-37　蜡型试戴 02

复诊 17（2012 年 2 月 4 日）：安装上颌种植体杆卡，就位良好。局麻下拔除 26 牙齿。上颌覆盖活动义齿戴牙，调𬌗，状态稳固。嘱 3 个月后里衬。

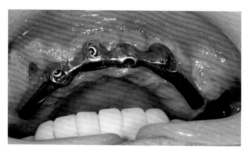

附图 2-38　上颌种植体杆卡安装及 26 拔除

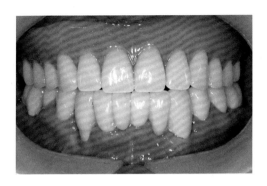

附图 2-39　上颌覆盖义齿戴牙 01

复诊 18（2012 年 3 月 17 日）：上颌覆盖活动义齿较松，容易脱落。给予自凝塑胶里衬后恢复稳定状态。

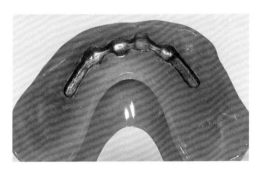

附图 2-40　上颌覆盖活动义齿里衬

随访

治疗完成 6 个月后（2012 年 9 月 7 日）随访检查，上颌覆盖活动义齿及下颌桥完好，使用状况良好。全景 X 线片检查未见上颌种植体周围骨吸收，下颌多数牙根周围新骨形成。除 43 牙龈稍有萎缩现象外,其余牙齿牙龈无萎缩现象发生。口腔卫生状态较好。全口洁治后局麻下拔除 37 及拔牙窝刮治术。

患者的精神状态和初诊时判若两人,变得开朗自信,脸庞较前丰满,面貌清爽整洁。更令人高兴的是,他大方地宣布他有了恋爱对象。

患者在此之后因工作调动前往外地,建议其就近定期检查和义齿维护。每 6 个月电话随访,至今使用状况良好。

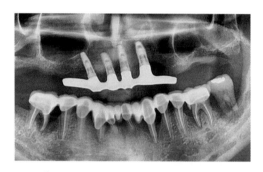

附图 2-41　随访——全景 X 线片检查

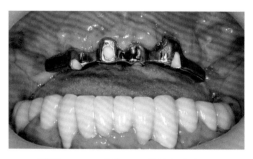

附图 2-42　随访——种植杆卡状况

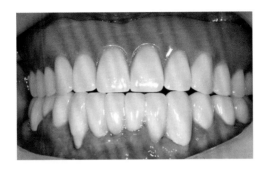

附图 2-43　随访——义齿状况 01

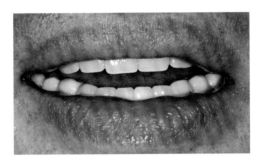

附图 2-44　随访——义齿状况 02

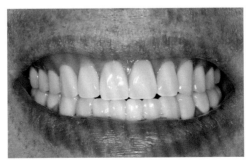

附图 2-45　随访——义齿状况 03

讨论

第一，良好的医患关系建立在医者仁心和患者对医师的信任基础之上。医者不仅应该关注病情和思考如何医治，也应走入患者的内心，感受患者的困惑和顾虑，通过尽可能详尽的咨询和沟通，设计和制订出患者认同的合理的治疗方案。

第二，此病例因患者疏于自身口腔卫生管理和放弃治疗而致牙周病加剧，治疗也应从牙周病的防治开始，并给予正确的教育，以达到从源头上控制病情和治愈的目的。

第三，多学科综合治疗方案的实施，不可照搬教科书的步骤，应以患者利益为本，以高效、高品质、少痛苦为原则，有效、合理地分配时间，预约后实施。

第四，医助、医技配合在治疗和修复过程中极为重要。医助间术前讨论、术后小结应该成为常规，医技间的沟通渠道必须随时保持畅通。

第五，尽可能减少治疗（尤其如一次性大量拔牙）对患者造成的心理创伤，尽可能分次拔除牙齿和立刻（尽快）给予临时性修复，以恢复一定的口腔功能和外观。

第六，治疗和修复都应循序渐进，绝不能操之过急。治疗后要有观察疗效的足够时间，修复应有多次临时修复的过程。本病例中，在实施下颌多牙 RCT 及牙周治疗后需要足够时间观察疗效以及等待牙周组织的愈合和牙龈高度的改变，在此期间仅实施临时修复，待疗效得到确定及牙周情况稳定后再行正式修复。

心得

对于较年轻患者(本患者 40 岁)而言,因牙周病造成的牙齿大量丧失不仅影响其身体健康,也会在精神方面受到巨大打击,极易形成心理失衡,丧失生活热情,严重者可致抑郁。因此,积极医治口腔疾患,不仅关乎其口腔健康和功能的恢复,同时也是医治患者的心灵创伤,增强其对生活和工作的信心,回归正常的人际关系。对此类患者,牙医唯有满怀仁慈之心,给予更多的人文关怀,辅以更多的心理辅导,花费更多时间和精力帮助患者分析病情和详细说明治疗方案,并给予患者更多的鼓励使其有足够的信心来正确面对和战胜疾病。如果无法获得患者足够的理解和积极配合,要完成如此复杂和耗时长久的治疗方案并达到较好效果是难以想象的。

同时,牙医面对需要多学科综合考量的复杂病例,除了调动多年的临床工作经验积累来准确把握病情及其可能的发展之外,还应通过诊所内外会诊讨论,前瞻性地、综合性地进行方案设计。同时还必须兼顾患者的主观愿望以及承受能力,通过多次的医患沟通,修改和确定最后的治疗方案。

此病例自 2011 年 5 月 14 日初诊至 2012 年 3 月 10 日治疗修复结束,历时 10 个月,共来诊 20 余次,期间获得患者的积极配合,取得了令患者较为满意的治疗和修复效果。对于患者的信赖以及诊所内外尤其是助手和技师团队的合作,谨致以深切的感谢。

代跋:
做一个快乐的牙医

在社会日益急功近利,追求财富成为"共识",医患关系要用"严峻"来形容的现实背景下,做一名牙医,还能快乐吗?

最近,助手在做患者来源统计,很高兴地告诉我,我们服务的患者来自世界各地超过 80 多个国家和地区,是名副其实的国际诊疗室了。这并不令我意外,早在 2008 年,国际经理人协会就把最佳外商医疗顾问奖颁给了我,以表彰我在医疗保健服务方面作出的努力。也正是在为包括海内外众多患者服务的过程中,彼此像朋友一样友善相处,感受到了大家对我的信任和尊重,这是作为一名普通医务工作者的最大满足。

确实,比之生意场上的能人,做医师是不会成为富豪的,全世界如此。如果仅仅以收入和生意大小论成败,也许你可以有不快乐的理由。但是作为一名医师,是有其价值的。当你用优良的服务为患者排忧解难获得患者信赖的时候,当你以多年行医的经验积累,和同行们分享交流而得到同行认同的时候,当你用辛勤的工作获得合理的回报,成为家人的生活支柱的时候,你的内心能不快乐吗?

我曾参观访问过不少国内外同行的诊所,大都量力而设,小巧精致,牙医和患者们水乳交融,既是医患,又是朋友。有一次贸然造访澳门的一间诊所,设在写字楼的高层,100多平方米的场地,还是和一位西医共同租用的,显得有些局促。因为是突然到访,见面寒暄时正想表达歉意,但对方早已伸出热情欢迎的手来。虽然只是短暂的参访,但那位医师对自己的工作如数家珍,娓娓道来,和我分享看诊方面的精到见识,令我获益良多和深为佩服之余,更被他始终洋溢在脸上的豁达和快乐神情所感染。

但是牙医辛苦,这也是实话。牙医不但辛苦,而且风险极高。如果我们不是在整个职业生涯中都谨而慎之,战战兢兢地工作,只要一个事故一件差错,就可能断送几十年积累的清誉。对于这样的职业,需要我们毕生的自律和热诚。记得医学院的第一堂课就是医德教育课,强调做医师应有的道德和操守。医师是需要宣誓才能从事的职业,换言之,非道德优良者不可为。

牙医想要获得患者乃至社会的尊敬,首先要自尊和自律。试想如果整天琢磨着如何发财致富(这恰恰是当前相当多的国人朝思暮想的),就一定会在诊疗过程中对患者"下手狠",沟通变忽悠了。久之必被你的"衣食父母"们抛弃,从而坏了你的整盘牙科"生意",快乐也必将与你渐行渐远。

前些天的6月1日,我以50岁的"高龄"前往一家幼儿园和孩子们一起做口腔预防保健的活动,和花朵们相处的一个上午中,好像一个常被世俗烦恼缠身的俗人,突然感受到了无比的纯真,有了一次无忧无虑的清平世界的美好体验。原来即便如一名牙医这般辛劳者,快乐其实也可以这样简单和容易!

写于 2010 年夏

后记

　　有过几次机会,受邀在不同级别的大学口腔医学院——牙医们的摇篮,和不相识却又很面熟的未来牙医们进行毕业前的交流。虽不相识,但总能从他们的脸上看见当年的自己,青涩又踌躇满志,对即将迎来的牙医生涯充满了憧憬。对于我有关毕业后志愿的提问,他们中的绝大多数都做出了相同的回答:希望留在公立大医院里,成为像众多成功的老师们那样的专家。这令我这个"过来人"不无感慨,事过境迁,国家不论在哪一方面都已经发生了天翻地覆的变化,而牙医学子们的执业观却和 30 年前我毕业的那个年代几乎一模一样。在世界上大多数的国家里,尤其是经济发达的西方列国中,牙医虽然作为宝塔尖上的精英阶层,却远没有像中国的同行们那样志向高远。他们中的绝大多数,在度过了漫长的学习生涯,支付了工薪阶层难以支付的高昂学费之后,都会选择在社区做一名家庭牙医,开始他们数十年的全科医师的执业生涯。他们中只有一小部分,在家庭牙医的岗位上一边工作,一边进修钻研,最终成为独当一面的专科医师,并放弃全科牙医的工作。由此看来,似乎中西方的牙医们走着决然相反的执业之路。那么,果真中国的牙医们远比西方的同行们幸运,不用经过全科牙医的过程就能成为大医院中的专科医师并进而成为一名专家吗?现实恐怕并非如此。随着经济改革的深入,保守的中国医疗体制也在日益发生着变化,从单一的公立医疗体制,演进为公私医疗机构并存共同发展的局面。在经济发达地区,私立(民营)医疗已成半壁江山,社区医疗渐成主流格局。其中牙科医疗因其专业特点适合面向社区,促成众多有经验的牙医们告别公立医院的"铁饭碗",成为私人开业诊所或民营资本投资医院中的自主执业医师。这些原来大医院里的专科医师、专家们,在社区医疗的前沿,工作的性质发生了很大变化,成了十八般武艺都须使得并能融汇贯通的全科牙医。对他们而言,无疑必须重新定位自己,甚至重新定位自己的患者,迎合社会和市场的需求,尽快并且有效地投入到全新的社区牙科医疗服务中去。可喜的是,不过十多年的时间,牙科诊所在全国各地,尤其是沿海城市,已经成为服务社区百姓的主力军,私立(民营)的诊所和小型医院得到快速发展,其中不少先行者已经有了脱胎换骨的变化,牙科全科诊疗服务模式开始逐渐为更多的患者们接受和认同。在这样的时代背景下,相信刚从大学象牙塔里走出来的年轻的牙医们,会很快接受现实,调整自己的执业观,在多元的牙医执业环境中,尤其是在全科牙科医疗领域中找到自己的工作岗位,成就自己的理想价值。然而,不论是我在与这些年轻的牙科学子们的攀谈中,还是我访问过的众多已经开业的同行们的交流中都对全科牙医的概念不甚清晰,以及对于如何与患者良好沟通,如何融会贯通各科所学来制订综合治疗方案,并有效地综合实施治疗和修复感到茫然。有不少身在全科牙科诊所,从事着社区牙科医疗服务的同行们,仍以学术专家自居,依旧沿用公立大医院的老办法,对患者的需要厚此薄彼,只擅长做专科方面的治疗,忽视更基本的预防保健工作,因而难以打开局面赢得社区患者的信赖。究其原因,与我国医学院校墨守成规,坚持教育是为公立医疗服务、为公立医疗机构的专科输送人才的宗旨有关。而国外的医学院校,除了扎实的医疗技术训练,更是把医师人文素养、医疗道德和医患沟通等放在第一位,并帮助医学生做好毕业后投身社区独立执业的准备。因此,整个教学过程中总是将牙科的全科治疗贯穿其中,严格训练,其目的只有一个,就是让大多数牙科专业的学生,在走出校门前就认准自己将来要走的全科牙医之路,并为此做好必要的准备。这就不难理解为什么这些中国牙医学院的年轻学生们,以及那些已经从公立大医院走出来的原专家们,面对新的执业之路一片茫然的原因。面对这样的现实情况,业界的有识之士们,尤其是私立(民营)牙医师协会,早已开始行动,将全科牙医的培训放在继续教育的重要位置。感谢中华口腔医学会民营口腔医疗分会和广东省民营牙科协会的师友们的建议,促成我斗胆将10年来在全科牙科医疗服务工作中的些许心得编列成册,谨供年轻的同行们参考,以期他们在崭新的牙科执业之路上能有小小参照。也期待众多有成就的同道们批评指正,形成交流。

全书完稿于 2013 年夏